Comment soigner nos Dents?

Comment soigner nos Dents?

TRAITÉ PRATIQUE

d'Hygiène et de Thérapeutique dentaire

PAR

Richard POULET

Chirurgien-Dentiste

de la Faculté de Médecine de Paris

Prix : 2 francs

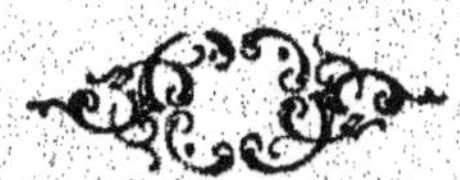

CHALON-SUR-SAONE

LIBRAIRIE E. LEMOINE, IMPRIMEUR-ÉDITEUR

17, Boulevard de la République, 17

—

1907

Comment soigner nos Dents?

TRAITÉ PRATIQUE

d'Hygiène et de Thérapeutique dentaire

PAR

Richard POULET

Chirurgien-Dentiste
Diplômé de la Faculté de Médecine de Paris
Ex-Élève des Écoles dentaires, des Hôpitaux et des Facultés des Sciences
de Paris et de Lyon
Dentiste du Collège
Rédacteur de la Chronique dentaire au *Lyon Mondain*
Ex-Préparateur libre aux Examens de la Faculté de Médecine
Membre de plusieurs Sociétés savantes, etc.

7, Boulevard de la République, CHALON-SUR-SAONE

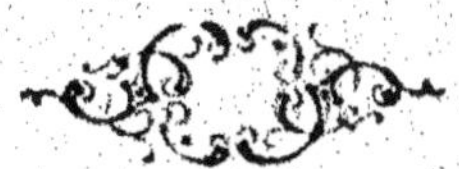

CHALON-SUR-SAONE
LIBRAIRIE E. LEMOINE, IMPRIMEUR-ÉDITEUR
17, Boulevard de la République, 17

1907

Au Lecteur

Je vous recommande, ami lecteur, de suivre ce livre d'un bout à l'autre et sans en rien omettre, si vous voulez en tirer quelque profit.

La première partie ne vous intéressera pas beaucoup, aussi l'ai-je écourtée autant qu'il m'était possible ; elle mérite pourtant toute votre attention, car il faut bien connaître *l'anatomie* d'un organe et le *milieu* dans lequel il vit, avant d'étudier les maladies qui peuvent l'atteindre.

Dans l'exposition des *Maladies de la Dent* j'ai négligé toutes les lésions traumatiques : usure, contusion, ébranlement, fracture, luxation, pour m'étendre plus longuement sur la Carie dentaire et la Pyorrhée, infiniment plus fréquentes. Pour la commodité de la description j'ai fait rentrer dans cette deuxième partie les accidents de la dent de sagesse qui, scientifiquement, nécessiteraient une classification à part.

J'ai voulu accumuler les détails dans les *Opérations qui portent sur les dents* pour répondre à toutes les appréhensions de ceux qui voudraient aller chez le dentiste, et à toutes les objections de ceux qui s'étonnent de certaines opérations. Enfin je n'ai pas craint de dénoncer les dangers de la cocaïne et les dangers plus terribles et plus fréquents encore de l'infection et de la contamination par des instruments malpropres.

Dans le chapitre des *Dentiers* je me suis également préoccupé de répondre aux questions qui me sont habituellement posées par ma clientèle : « Doit-on ou non laisser les racines; les dentiers sans plaques sont-ils avantageux, etc.? »

Dans la dernière partie, j'ai montré que *l'hygiène buccale* ne devait pas être pratiquée de la même façon par un individu sain et par un malade; le le lecteur comprendra facilement s'il a bien lu la première partie de cet ouvrage.

Ce livre est le premier traité d'Hygiène dentaire aussi complet qui ait été présenté au public. J'espère qu'il lui sera fait bon accueil. S'il peut vous être utile, ami lecteur, je serai suffisamment récompensé de mon travail.

Chalon-sur-Saône, Janvier 1907.

RICHARD POULET.

Notions Générales sur les Dents
Le Milieu buccal et ses modifications

CHAPITRE PREMIER

Notions Générales sur les Dents

LES DENTS

Les dents sont des organes durs, blanchâtres, placés à l'entrée des voies digestives et implantés solidement dans le rebord alvéolaire. Les dents sont destinées surtout à la mastication ; accessoirement, elles servent à l'articulation des sons et contribuent à l'expression de la physionomie.

Chaque dent se compose de trois parties :

La *Couronne*, partie visible située en dehors de la gencive.

La *Racine*, partie cachée implantée dans une cavité dite alvéole.

Le *Collet*, partie rétrécie réunissant la couronne à la racine.

Morphologie spéciale des Dents

Par la forme et le volume de leur couronne, par le nombre de leurs racines, les dents se différencient en incisives, en canines et en molaires.

A chaque mâchoire on compte :

4 Incisives. — (*Incidere*, couper). — 2 incisives centrales, 2 incisives latérales.

Servent à couper les aliments ;
Situées à la partie antérieure des maxillaires ;
Une seule racine ;
Remarquablement développées chez les rongeurs (rats, lapins), et chez certains pachydermes (éléphants).

2 canines. — (*Canis*, chien). — Une canine de chaque côté.

Servent à déchirer les aliments ;
Situées immédiatement en dehors des incisives latérales ;
Une seule racine ;
Remarquablement développées chez les carnassiers (chiens, oups, lions).

10 Molaires. — (*Mola*, meule). — Adultes : 4 petites molaires, 2 à droite, 2 à gauche ; 6 grosses molaires, 3 à droite, 3 à gauche. — Enfants (avant 6 ans) : 4 molaires de lait : 2 à droite, 2 à gauche.

Servent à broyer les aliments ;
Situées à la partie la plus reculée des maxillaires ;
Petites molaires. — Une ou deux racines ;
Grosses molaires. — 3 racines à la mâchoire supérieure,

2 racines à la mâchoire inférieure (exceptions nombreuses pour la 3e grosse molaire ;

Remarquablement développées chez les ruminants (bœufs, chèvres).

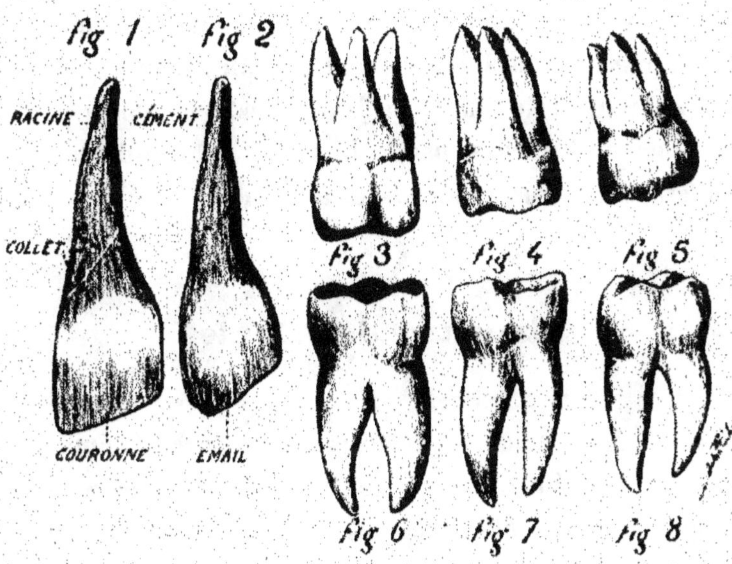

Figure 1. — Incisive latérale supérieure gauche montrant les divisions essentielles d'une dent : couronne, collet, racine.

Figure 2. — Canine supérieure gauche montrant deux tissus de la dent : l'émail recouvrant l'ivoire dans sa partie visible (couronne) ; le cément recouvrant l'ivoire dans sa partie cachée (racine).

Figure 3. — Première grosse Molaire supérieure (3 racines, 2 externes, 1 interne).

Figure 4. — Deuxième grosse Molaire supérieure (3 racines, 2 externes, 1 interne).

Figure 5. — Troisième grosse Molaire supérieure (nombre de racines indéterminé).

Figure 6. — Première grosse Molaire inférieure (2 racines).

Figure 7. — Deuxième grosse Molaire inférieure (2 racines).

Figure 8. — Troisième grosse Molaire inférieure (nombre de racines indéterminé).

Situation et moyen de fixité

Les dents s'implantent verticalement dans les alvéoles des maxillaires. Les alvéoles s'adaptent exactement aux racines qu'elles contiennent, ce qui constitue déjà un bon moyen de fixité ; la fixation est complétée par la gencive et surtout par le ligament alvéolo-dentaire adhérant à la fois à l'alvéole et à la racine.

Structure des Dents

Une dent se compose de trois parties dures : l'émail, l'ivoire, le cément, — et de trois parties molles, la pulpe, le ligament alvéolo-dentaire, la cuticule de Nasmyth.

Email. — Forme sur la couronne un revêtement blanc éclatant, à reflets légèrement bleuâtres.

Composé de prismes massifs très longs, perpendiculaires à la surface, placés côte à côte et unis entre eux par un ciment interstitiel très résistant.

Contient 96 % de matières minérales et 4 % de matières organiques.

Protège la dent contre les impressions thermiques et l'invasion microbienne.

Ivoire. — Substance dure, de couleur blanc jaunâtre, formant la plus grande partie de la dent.

Contient 75 % de matières minérales.

Sa masse est parcourue par de nombreux canaux ondulés et ramifiés étendus de la chambre pulpaire à l'émail. (Ils offrent une voie naturelle aux microbes après la destruction de l'émail).

Cément. — Substance dure, de nature osseuse, revêtant la dent dans sa partie cachée.

Pulpe. — Masse molle, rougeâtre, située au centre de l'ivoire, recouverte de vaisseaux et de nerfs d'une sensibilité extrême. Mise à nu, occasionne les *rages de dents*.

Ligament alvéolo-dentaire. — Couche° de tissu conjonctif fibreux interposé entre la racine et l'alvéole. Son inflammation occasionne la *périodontite*.

Cuticule de Nasmyth. — Mince membrane recouvrant la couronne de la dent dans les premiers jours de la vie : ne tarde pas à disparaître.

En résumé, la dent est composée d'une masse centrale, l'ivoire, contenant à son centre la pulpe, et recouverte au-dessus du collet par l'émail, au-dessous par le cément et le ligament alvéolo-dentaire.

SITUATION DES DENTS

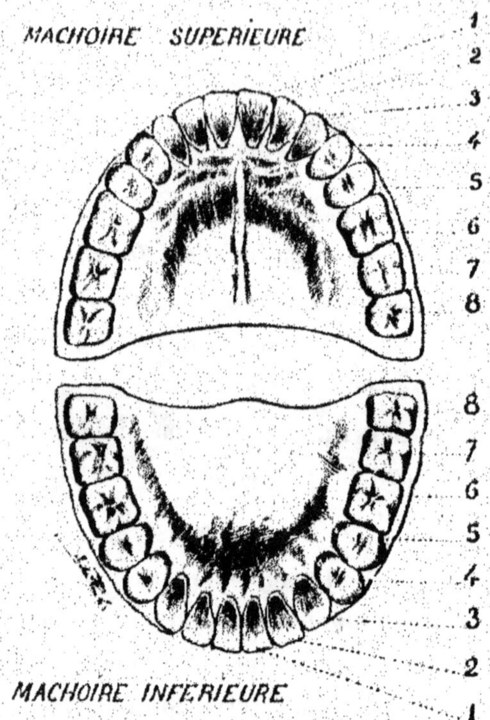

1 Incisive centrale.
2 Incisive latérale.
3 Canine.
4 Première petite Molaire.
5 Deuxième petite Molaire.
6 Première grosse Molaire ou dent de six ans.
7 Deuxième grosse Molaire ou dent de douze ans.
8 Troisième grosse Molaire ou dent de sagesse.

N. B. — A la mâchoire supérieure les incisives centrales sont plus volumineuses que les incisives latérales, c'est le contraire à la mâchoire inférieure.

Aux deux mâchoires la première grosse molaire est est plus volumineuse que la seconde et la seconde l'est plus que la troisième.

Chronologie de l'éruption des Dents

PREMIÈRE DENTITION (Dents de lait)

ORDRE DE SUCCESSION		ÉPOQUE D'ÉRUPTION	ÉPOQUE DE LA CHUTE
Incisives centrales	inférieures	6e mois	7e année
—	supérieures	7e »	—
Incisives latérales..	supérieures	12e »	8e année
—	inférieures	13e »	—
Premières molaires	inférieures	18e »	9e année
—	supérieures	19e »	—
Canines	inférieures	24e »	10e à 12e année
—	supérieures	25e »	--
Deuxièmes molaires	inférieures	32e »	—
—	supérieures	33e »	—
	Total.....	20 Dents	

DEUXIÈME DENTITION (Dents permanentes)

ORDRE DE SUCCESSION	ÉPOQUE D'ÉRUPTION
Premières grosses molaires inf. et sup.	6e année
Incisives centrales infér. et supér......	7e année
Incisives latérales infér. et supér......	8e année
Premières petites molaires, inf. et sup.	9e année
Deuxièmes petites molaires, inf. et sup.	10e année
Canines, inférieures et supérieures....	11e année
Deuxièmes grosses molaires, inf. et sup..	12e année
Troisièmes grosses molaires, inf. et sup.	18e à ? année
Total......	32 Dents

Rôle des Dents

Les dents contribuent puissamment à la beauté du visage. D'après leur aspect extérieur on peut juger, non seulement de leur état, mais encore de l'état général d'un individu. Celui qui a des dents saines jouit généralement d'une bonne santé. On a dit que l'on avait l'âge et la santé de ses artères, on pourrait tout aussi bien dire que l'on a l'âge et la santé de ses dents. Les dents jouent un rôle prépondérant dans l'articulation des sons, elles leur donnent leur forme et leur signification. Mais leur fonction essentielle est la mastication. Il faut que les aliments soient bien mâchés pour que les sucs digestifs agissent sur eux d'une façon efficace. Celui qui mastique mal, digère mal. Veillons donc à l'entretien et à la conservation de nos dents et au remplacement de ces organes quand ils nous font défaut.

CHAPITRE II

Le Milieu Buccal et ses Modifications

§ 1er

Le milieu buccal

On donne le nom de milieu buccal à toutes les secrétions de la bouche et aux éléments qu'elles renferment. L'étude du milieu buccal comprend l'étude de la salive, du mucus et des micro-organismes.

La salive — Le mucus

La salive est l'ensemble des secrétions des glandes salivaires (salive parotidienne, sous-maxillaire et sublinguale) et des glandules de la muqueuse buccale (mucus). C'est un liquide inodore, sans saveur, opalin, un peu filant et légèrement alcalin. Elle contient de l'eau, des phosphates sodiques, des sels de chaux et de magnésie et un ferment soluble, la ptyaline, qui possède la propriété de transformer les féculents en glucose. La salive possède également des propriétés chimiotactiques et bactéricides, elle enrobe les microbes et les empêche de produire leurs effets nocifs.

Microbes de la Bouche

La bouche est un foyer d'infection. Elle communique avec l'air extérieur en avant d'une façon directe, et en arrière par le pharynx et les fosses nasales ; elle reçoit donc facilement les poussières et leurs germes. On divise arbitrairement les microbes en deux catégories : les uns sont appelés *non pathogènes* parce qu'ils ne sont pas dangereux, les autres sont appelés *pathogènes* parce qu'ils peuvent déterminer des accidents infectieux. Par leur présence et leur multiplication, ces derniers troublent les fonctions des cellules et agissent surtout par les détritus qu'ils laissent à leur suite. Ces détritus ou « ptomaïnes », agissent à la façon des plus violents poisons chimiques. Parmi ces microbes citons : le pneumocoque, agent de la pneumonie ; le staphylocoque, agent de l'angine, de la pharyngite, de l'érysipèle ; le staphylocoque pyogène, agent des abcès buccaux.

Microbes des Dents

Pendant longtemps on a cru qu'il n'y avait pas de microbes spécifiques de la carie dentaire. Les recherches de Vignal, Millet et Gallippe ont amené la découverte de cinq microbes spéciaux désignés sous les noms de *a*, *b*, *c*, *d*, *e*, et qui sont considérés comme les agents indispensables de la carie.

En 1881, Underwood et Miles émirent les propositions suivantes :

1) On trouve constamment des bactéries dans les canalicules des dents cariées ;

2) Ces bactéries provoquent des fermentations acides;

3) La carie est impossible dans un milieu aseptique ;

4) Donc la carie est due aux acides formés par les microbes.

Nous pouvons dire pour conclure : La bouche contient un nombre considérable de microbes. Ceux-ci secrètent des poisons, mais leur nocivité est enrayée par l'action bactéricide de la salive. C'est pourquoi certains individus restent toute leur vie en bonne santé. Pour produire leurs effets, ces microbes doivent agir sur un organisme en état de réceptivité. Ils agissent donc plus facilement chez les rachitiques, les hérédo-syphilitiques, les débilités (chez lesquels la salive a perdu ses propriétés) et chez tous ceux dont la résistance est modifiée par une cause occasionnelle quelconque.

§ II

Modification du milieu buccal

Nous avons vu certaines modifications du milieu buccal avec la salive et les microbes, examinons maintenant l'altération la plus évidente de ce milieu, c'est-à-dire la production d'un certain dépôt que l'on appelle le *tartre*.

Le tartre

Qu'est-ce que le tartre ?

Tout le monde connaît ce dépôt grisâtre recouvrant principalement la face interne des incisives inférieures et la face externe des grosses molaires supérieures. Chez certaines personnes il a la forme d'une masse crayeuse et bien homogène ; chez d'autres, et en particulier chez les enfants, il a l'aspect d'un enduit visqueux verdâtre. Le public le considère comme un tissu nécessaire aux dents pour les consolider et les protéger de la carie. C'est une erreur. Le tartre n'est pas un tissu dentaire, c'est un amas de produits terreux contenant des micro-organismes de toutes espèces.

D'où vient le tartre ?

Nous avons dit que la salive contenait des sels. Ces sels, au contact des micro-organismes de la bouche, sont précipités et se déposent sur les dents tandis que les microbes restent englobés dans le dépôt. Ceci explique que le tartre se trouve en plus grande abondance au voisinage des glandes salivaires. Ce dépôt est particulièrement épais sur les dents dépourvues d'antagonistes où il s'accumule en abondance par suite du défaut de mastication.

Comment agit le tartre ?

Il agit de deux façons :

1° *Mécaniquement* en s'insinuant entre la dent et la gencive qu'il décolle et refoule de plus en plus vers la profondeur, provoquant ainsi le déchaussement et l'ébranlement des dents.

2° *Infectieusement*, en enflammant la muqueuse buccale et le ligament alvéolo-dentaire par les micro-organismes qu'il contient. C'est ainsi qu'il provoque la *gingivite tartrique* (gencives gonflées et saignant au moindre attouchement) la périodontite du sommet et la chute prématurée des dents ou Pyorrhée).

Le tartre doit donc être rigoureusement proscrit de toutes les bouches. Nous examinerons plus tard les moyens de le faire disparaître.

MALADIES DE LA DENT

CHAPITRE PREMIER

La Carie Dentaire

C'est la destruction graduelle et progressive des tissus durs de la dent, procédant de l'extérieur vers l'intérieur, et reconnaissant pour cause une action microbienne.

§ 1er

Quelles sont les causes de la Carie dentaire

Pour répondre à cette question nous examinerons successivement ses causes prédisposantes, ses causes occasionnelles et ses causes réelles.

1° Causes prédisposantes

Les dents se composent d'une matière organique et d'une matière minérale, en proportion variable, selon les individus. Plus la proportion de sels minéraux est forte et mieux la dent résiste à la carie, mais toute cause faisant diminuer la quantité de ces sels minéraux ou en empêchant le développement, est une cause prédisposant à la carie. Ces causes sont : l'âge, le sexe, la constitution et l'hérédité.

a) **Age :** Les enfants sont plus sujets à la carie dentaire que les adultes. Cela tient à ce que leurs dents sont plus riches en matières organiques qu'en sels minéraux ; c'est l'inverse chez les vieillards, aussi la carie est-elle plus rare à un âge avancé.

b) **Sexe :** Les femmes sont plus sujettes à la carie que les hommes (la proportion est de 5 caries chez les unes pour 2 chez les autres). Les femmes enceintes sont particulièrement sujettes à la carie. En effet, pendant toute la durée de la grossesse la dent perd ses phosphates, la matière organique augmente, la salive n'a plus ses propriétés bactéricides.

c) **Constitution :** Les sels minéraux sont également en proportion moindre chez tous les débilités. Les anémiques, les rachitiques, les hérédo-syphilitiques et tous ceux qui sont affaiblis par une maladie quelconque sont donc sujets à la carie dentaire.

d) **Race :** La proportion de sels minéraux et de matières organiques diffère également selon les races. Les races nègres et arabes ont généralement de bonnes dents, tandis que les races caucasiques en ont de mauvaises. En France, les individus habitant la Bretagne et le Plateau central (race Celtique) ont de meilleures dents que ceux qui habitent la Normandie, l'embouchure de la Loire et de la Garonne (race Kimrique).

Mais il ne suffit pas d'être prédisposé à la carie pour en être atteint, il faut encore que certains phénomènes et certains agents interviennent pour détruire d'abord l'émail, puis la totalité de l'organe.

2° Causes occasionnelles

On groupe dans cette catégorie toute cause provoquant la destruction de l'émail et ouvrant ainsi une porte d'entrée aux microbes de la carie.

a) **Agents chimiques et fermentations acides :** Ce sont eux qui détruisent le plus souvent l'émail. On sait que tout acide attaque les matières calcaires. Quand on plonge un bâton de craie (calcaire) dans un récipient contenant du vinaigre (acide) on voit se produire une vive effervescence tandis que la craie semble être « rongée » par le vinaigre. Étant surtout composé de matières calcaires, l'émail aura à subir le même sort lorsqu'il sera touché par un acide. Or, les acides sont nombreux dans la bouche. Ils y sont introduits directement sous forme d'aliments (cidre, vinaigre, fruits), sous forme de médicaments (alun, tannin, acide chlorydrique), ou sous forme d'un mauvais dentifrice, blanchissant les dents au détriment de leur émail. Ils proviennent surtout des fermentations déterminées par certains microbes de la bouche. C'est ainsi que le microbe « Bacillus lacticus » transforme le sucre en acide lactique,

$$C^6 H^{12} O^6 = 2 (C^3 H^6 O^3)$$

le microbe « Bacillus amylobacter » transforme le sucre et les albuminoïdes en acide butyrique,

$$C^6 H^{12} O^6 = C^4 H^8 O^2 + 2 C O^2 + H^4$$

b) **Causes professionnelles :** Les pâtissiers, les confiseurs, les ouvriers employés à la fabrication des allumettes qui, par leur profession, sont obligés de respirer un air chargé de vapeurs sucrées ou acides sont sujets à des fermentations intra-buccales et par suite à la carie. Les tapissiers qui ont l'habitude de tenir de petits clous entre leurs dents, les couturières qui cassent le fil avec leurs incisives provoquent des fêlures de leur émail par ce simple traumatisme trop souvent répété.

c) **Causes accidentelles :** Des fissures de l'émail peuvent se produire sous l'influence d'une violence extérieure. Ce cas est fréquent chez les individus qui s'adonnent aux sports violents (boxe, foot-ball) ou qui sont exposés à des chutes (bicyclistes, coureurs, automobilistes).

d) **Causes naturelles** : L'émail peut également être détruit en totalité ou en partie pour cause d'érosions (solutions de continuité portant sur l'émail, quelquefois sur l'ivoire, et dont l'origine est congénitale).

3° Causes réelles

Nous connaissons les causes qui prédisposent à la carie (causes prédisposantes) et celles à l'occasion desquelles elle fait son apparition (causes occasionnelles), voyons maintenant les causes réelles de cette maladie : Ce sont les microbes de la carie dentaire. Lorsque l'émail est détruit en un point, l'ivoire se trouvera découvert en ce point, présentant l'entrée de ces canalicules dentinaires. Dans ces canalicules pénétreront les microbes *a*, *b*, *c*, *d*, *e*, déjà cités. Ils ne tarderont pas à y pulluler et à déterminer de nouvelles fermentations qui détruiront la matière minérale de l'ivoire, tandis que la matière organique offre un excellent terrain au développement des germes : *La dent est cariée.*

§ II

Évolution de la carie. — Symptômes

Par quelles phases la carie passera-t-elle depuis la destruction de l'émail jusqu'à la destruction totale de la dent? — Comment un sujet qui a des dents cariées peut-il suivre sur lui-même l'évolution de ces différentes phases ?

La marche de la carie dentaire peut se diviser en trois phases. La première va de la carie de l'émail jusqu'à l'ouverture de la chambre pulpaire, mais sans l'atteindre : c'est la carie non pénétrante. La seconde commence à l'ouverture de la chambre pulpaire jusqu'à la destruction totale de l'organe : c'est la carie pénétrante. La troisième comprend les maladies causées par cette carie pénétrante et que l'on groupe sous la désignation de Complications de la carie.

1° Carie non pénétrante

a) Destruction de l'ivoire ou carie du premier degré : La Carie procédant de l'extérieur vers l'intérieur, le premier tissu atteint sera donc l'émail (il est inutile de parler de la cuticule de Nasmyth dont l'existence est éphémère). La destruction de l'émail se produit sous l'influence d'une des causes déjà citées. (Causes occasionnelles).

Symptômes : La destruction de l'émail est toujours indolore, elle passe donc inaperçue de celui qui en est atteint.

b) Destruction de l'ivoire ou carie du deuxième degré : La destruction de l'ivoire suit de très près la destruction de l'émail (voir Causes réelles de la carie). Elle peut s'effectuer très vite ou très lentement, selon l'état des tissus dentaires et la virulence des microbes. Elle peut donc durer quelques jours, quelques mois, quelquefois plusieurs années, ou même être enrayée totalement. En effet, en même temps que les microbes de la carie accomplissent leur œuvre destructrice, la pulpe, surexcitée par l'irritation extérieure, reforme de nouvelles cellules (dentine secondaire). Celles - ci pénètrent dans les canalicules, les remplissent et transforment l'ivoire en une masse compacte, résistant admirablement aux fermentations microbiennes. On a une *carie sèche*. Mais pour que ce processus de reformation se produise, il faut que les microbes conduisent lentement leur œuvre de destruction, sinon l'ivoire disparaîtra avant que la dentine secondaire ait obturé ses canalicules et c'est malheureusement le cas habituel.

Symptômes : La carie du deuxième degré s'accompagne généralement de douleurs assez vives ne durant que quelques secondes, au contact des aliments très chauds ou glacés, de l'air aspiré quand la température est froide. Le contact des aliments sucrés (bonbons, pains d'épices, confitures) provoque la même sensibilité. La douleur est particulièrement vive au commencement de la dénudation des premières couches d'ivoire et lorsque la couche de dentine recouvrant la pulpe est très amincie. C'est donc quand elle commence et quand elle finit que la carie du second degré est particulièrement douloureuse.

2º Carie pénétrante

a) **Exposition de la pulpe ou carie du troisième degré :** Si la formation de dentine secondaire a été impuissante à enrayer le processus microbien destructeur, les microbes arriveront jusqu'à la pulpe, c'est-à-dire jusqu'aux vaisseaux nourriciers et au nerf de la dent. Celle-ci n'étant plus protégée par l'ivoire percevra directement les sensations thermiques ou autres de la bouche.

Symptômes : Dans les premiers temps de l'exposition de la pulpe, les phénomènes douloureux révètent une grande intensité. A la suite de l'absorption d'un médicament froid ou chaud, du vide fait dans la bouche par la succion, du contact d'une substance sucrée ou acide, quelquefois même sans aucun motif apparent, le sujet éprouve tout à coup une douleur lancinante et continue, une *rage de dents*. Cette douleur peut être localisée uniquement à la dent malade, mais elle peut s'étendre jusqu'à l'œil s'il s'agit de la carie d'une incisive ou d'une canine supérieure, jusqu'à l'oreille s'il s'agit de la carie d'une grosse molaire inférieure. Il semble, au sujet qui en est atteint, qu'on le pique profondément avec une aiguille. Les accès peuvent se produire plusieurs fois par jour, ils sont de règle pendant la nuit. Les *rages de dents* peuvent occasionner des troubles de la vision (larmoiement de l'œil) et de l'audition, quelquefois même des crises hystériques et des convulsions chez les nerveux et chez les affaiblis.

Pendant combien de temps une carie pénétrante occasionnera-t-elle de semblables accès ?

Ce temps est tout-à-fait indéterminé. A la longue, la pulpe envahie par les microbes se nécrose et tombe en putréfaction, en même temps elle perd de sa sensibilité. Cette modification peut s'accomplir en quelques semaines comme elle peut durer plusieurs années. Lorsque la pulpe est complètement morte la dent est devenue insensible, on a une carie du quatrième degré.

b) **Infection de la chambre pulpaire ou carie du quatrième degré :** La pulpe, complètement mortifiée, se trouve bientôt dans un état de décomposition plus ou moins avancé. De nombreux microbes séjournent dans le canal dentaire qui se remplit de pus, une odeur repoussante s'en dégage. La dent prend une teinte variant du gris clair au gris ardoisé. Les parois de la couronne deviennent de plus en plus fragiles et se brisent au plus léger choc, les tissus de la racine sont eux-mêmes ramollis. C'est alors que des complications redoutables peuvent surgir sous les influences les plus bénignes, tel le brusque changement de température (ce qu'on appelle dans le public prendre un froid).

Symptômes : La carie du quatrième degré n'est marquée d'aucun symptôme douloureux, la destruction des tissus de la dent et la mauvaise odeur qui s'en dégage, sont ses seuls signes subjectifs.

3° Complications de la Carie

a) **Périodontite** : Le pus enfermé dans le canal dentaire finit par franchir l'extrémité radiculaire et vient infecter le ligament alvéolo-dentaire. On remarque alors un épaississement considérable du ligament dans la région du sommet, épaississement dû à la multiplicité des capillaires et à l'exsudat de sérosité. Sur la gencive, on remarque une bande rouge suivant le trajet de la racine malade.

Symptômes : Dès le début, le sujet éprouve de la gêne au niveau de la dent atteinte, il a envie de mordre. Bientôt la douleur devient vive, lancinante et continue. Le malade accuse une sensation de battement (il dit que cela tape dans sa dent) ; ces battements correspondent aux pulsations artérielles. Il lui semble aussi que sa dent s'allonge à un tel point qu'elle va finir par l'empêcher de fermer la bouche. La dent est sensible au plus léger choc, le seul contact de la langue est insupportable. Les douleurs sont plus vives pendant la nuit, le chaud les augmente et le froid les atténue.

b) Fluxion : Une infiltration de sérosité albumineuse se produit dans le tissu cellulaire infecté par la dent malade, ce tissu se transforme en une masse tremblotante et gélatiniforme qui peut prendre une extension considérable par suite de la laxité du tissu cellulaire. Selon la dent infectée, le gonflement s'étend au-dessus de la fosse canine et l'aile du nez correspondante prend d'énormes proportions (incisives et canines supérieures) ou envahit le tissu cellulaire temporal et palpébral (molaires supérieures) ou bien tout l'angle de la mâchoire (molaires inférieures).

Symptômes : La fluxion marque la fin de la crise douloureuse de la périodontite et le commencement de la suppuration.

c) Abcès, fistule :

Que va devenir le pus collecté au sommet de la racine ?

Il peut trouver une issue naturelle par le foramen et s'écouler au dehors par le canal radiculaire, puis par la cavité de la dent cariée. Ce cas favorable est relativement fréquent chez les enfants dont le foramen est toujours très large, il est exceptionnel chez le vieillard.

Lorsque le pus ne trouve pas cette issue naturelle, il perfore la paroi alvéolaire, le périoste maxillaire se soulève, s'enflamme et transmet l'inflammation à la gencive ; c'est l'*abcès en bouton de chemise*. Si l'abcès se forme du côté des lèvres et des joues on le nomme *abcès vestibulaire* ; s'il se forme sur la face interne de l'os (côté de la bouche) on le nomme *abcès palatin*.

Mais il peut se faire que l'abcès se forme loin de son lieu d'origine. On le remarque principalement sur la voûte palatine dont la fibro-muqueuse est décollée sur tout le trajet du pus, plus rarement du côté de la peau. Dans ce dernier cas le *trajet fistuleux* s'accompagne d'une induration des tissus environnants et donne au doigt la sensation d'un cordon dur. Une dépression en cul de poule, d'où le pus s'échappe, se forme à la peau, ce liquide en séchant donne naissance à une petite croûte qui ferme l'orifice, mais bientôt la croûte se détache et le pus recommence à couler.

d) **Accidents graves :** Abandonnée à elle-même la carie dentaire peut occasionner de graves accidents. Ce sont :

L'adéno-phlegmon sous-maxillaire qui peut déterminer lui-même l'œdème des replis arythéno-épiglottiques (mort par spasmes de la glotte) ou l'infection du paquet vasculo-nerveux profond du cou (mort par hémorragie).

Le phlegmon diffus du plancher de la bouche ou angine de Ludwig (mort par œdème de la glotte, ou par broncho-pneumonie).

L'ostéo-périostite et la nécrose du maxillaire.

La sinusite ou infection du sinus maxillaire, pouvant déterminer elle-même l'infection du sinus ethmoïdal et du sinus frontal (cas mortel), des accidents sur l'œil correspondant et sur les voies digestives par déglutition du pus.

Enfin, la carie pénétrante avec infection du canal radiculaire pourra déterminer tous les accidents qui accompagnent habituellement l'infection. Ils sont heureusement rares et nous ne les traiterons pas dans cet opuscule ; nous nous bornerons à parler longuement du traitement de la carie dentaire auquel nous consacrerons un chapitre spécial (Voir 3e partie, chap. II).

CHAPITRE II

Maladie de l'articulation de la Dent
La Pyorrhée alvéolo-dentaire

Certaines personnes n'ayant jamais eu mal aux dents et se vantant d'avoir une excellente dentition ne sont pas peu surprises, lorsqu'arrivées à un certain âge (40 à 50 ans) elles voient leur bouche subir les phénomènes suivants :

Ce sont d'abord de légers chatouillements après les repas au niveau des interstices dentaires, qui paraissent gênés par des débris d'aliments, les dents semblent s'allonger. Quelques années plus tard, elles s'ébranlent et deviennent douloureuses. En examinant attentivement la bouche, on voit qu'elles sont déchaussées, la languette inter-dentaire est flottante, la gencive rouge et épaisse est décollée et laisse sourdre à la pression, un pus jaune verdâtre au niveau du collet. Bientôt les dents fléchissent en avant ou en arrière, le décollement de la gencive atteint le tiers ou la moitié de la racine et arrive même jusqu'à l'extrémité radiculaire qui baigne dans le pus. Puis les dents tombent une à une jusqu'à la dernière. Cette maladie a reçu le nom de **Pyorrhée**.

Causes de la Pyorrhée

Il y a plusieurs théories pour expliquer les causes de la Pyorrhée, toutes contiennent une part de vérité. Nous nous contenterons de citer celle qui nous paraît la plus exacte.

Le lecteur sait qu'il y a toujours du tartre dans une bouche malpropre et que ce tartre, glissant entre la gencive et la dent, peut infecter le ligament alvéolo-dentaire par les microbes qu'il contient. Le pus formé par ces microbes ne reste malheureusement pas inoffensif, il détermine une ostéite du rebord alvéolaire :

celui-ci se résorbe tandis que la gencive s'en détache ; la dent, dépourvue de sa membrane d'attache, ballotte bientôt dans une cavité trop courte et trop large, et tombe finalement.

Pourtant, beaucoup de personnes âgées ont du tartre dans leur bouche et ne sont pas atteintes de pyorrhée. C'est qu'il faut encore que ce tartre se dépose dans la bouche d'un individu prédisposé à cette maladie par un état général constitutionnel. La pyorrhée n'évolue pas chez tout le monde, elle frappe surtout les arthritiques, les rhumatisants, les diabétiques, les syphilitiques et tous ceux qui sont atteints de troubles trophiques ; elle se développera d'autant plus vite que l'état général de ces individus est plus mauvais.

Traitement

Il regarde le médecin et le dentiste. Au médecin de soigner l'état général, au dentiste de soigner les dents. Ce dernier procédera d'abord au nettoyage des dents (voir 3e partie, chap. IV, § II), ensuite il pourra recourir au traitement chirurgical (section de la gencive et destruction au cautère de tous les points infectés), au traitement chimique (applications fréquentes d'acide sulfurique ou d'acide chromique) et au traitement mécanique (applications de coiffes métalliques sur les dents branlantes). Mais souvent ces efforts restent sans résultats et l'on assiste impuissant à la marche de cette maladie. Dans tous les cas il sera bon d'entretenir la bouche des individus atteints dans un rigoureux état de propreté. Après la chute de la dernière dent, on procédera à la pose d'un appareil prothétique (voir 4e partie).

———

CHAPITRE III

Eruption vicieuse de la troisième grosse Molaire ou Dent de sagesse et ses accidents consécutifs [1]

———

La dent de sagesse, ainsi appelée parcequ'elle pousse généralement à l'âge adulte, fait son apparition entre 18 et 25 ans, quelquefois plus tôt, mais quelquefois beaucoup plus tard (Jourdain cite un sujet de 60 ans, Richet un autre de 66). Son éruption peut donner lieu

[1] Nous n'avons en vue que la dent de sagesse inférieure, les accidents sont très rares à la mâchoire supérieure.

à des phénomènes douloureux dont nous allons étudier la nature et les causes.

Causes d'une éruption vicieuse

Pendant longtemps on a admis trois causes principales : la trop grande résistance de la muqueuse, l'orientation vicieuse du follicule dentaire (qui peut être incliné en avant ou en arrière, en dedans ou en dehors) ; le défaut de place entre la branche montante du maxillaire et la deuxième grosse molaire (2).

En réalité, ces trois causes ne sont qu'occasionnelles : la vraie cause, la cause déterminante des accidents est l'infection putride locale. Voici comment elle se produit :

Lorsque la dent veut faire son éruption, la muqueuse

---

(2) Cet obstacle, très fréquent dans les races européennes, est rare chez les Australiens et chez les nègres prognathes ; il est à présumer qu'il n'existait pas à une époque très reculée de la nôtre (races préhistoriques). En effet, en examinant des maxillaires inférieurs de la période quaternaire, on voit que le volume des grosses molaires augmente sensiblement de la 1re à la 2e et de la 2e à la 3e. Cette disposition dentaire est analogue à celle des singes. Chez les Australiens, le volume des trois grosses molaires est sensiblement égal. Au contraire, dans les races européennes, ce volume décroît de la 1re à la 2e et de la 2e à la 3e : quand à la 3e grosse molaire, bien que de volume très réduit, elle est presque toujours accolée contre la branche montante. On voit qu'en passant des espèces simiennes (singes) aux races quaternaires, puis aux races inférieures actuelles (nègres) et enfin aux races civilisées, la dent de sagesse diminue d'importance, sans doute par suite des modifications du régime alimentaire. On peut même prévoir que cet organe, déjà rudimentaire, aura complètement disparu dans quelques centaines ou milliers d'années.

trop résistante, ne se résorbe pas facilement sous la poussée de la dent, mais elle se soulève et se décolle en avant de l'apophyse coronoïde. A la longue, une des cuspides finira par la perforer en un point, les microbes de la bouche pénétreront en masse sous le capuchon muqueux et bientôt commencera la suppuration.

Nature des accidents

Ils évolueront du côté des parties molles, du côté des parties dures et du côté du système nerveux.

Du côté des parties molles le pus pourra occasionner un phlegmon de l'amygdale, s'il s'étend en arrière; une stomatite ulcéro-membraneuse, s'il s'étend en avant. Les réseaux lymphatiques de la gencive pourront porter l'infection aux ganglions sous-maxillaires et occasionner un adéno-phlegmon sous-maxillaire. Enfin, si l'infection se propage au tissu cellulaire du plancher de la bouche elle pourra occasionner un phlegmon circonscrit du plancher de la bouche et même une angine de Ludwig.

Du côté des parties dures, l'infection pourra donner naissance à des phénomènes d'ostéite aiguë ou d'ostéite hypertrophiante. Le pus sortira soit dans le vestibule en déterminant une ostéite du rebord alvéolaire, soit du côté de la peau en déterminant une ostéite du corps de la mâchoire. Les trajets fistuleux pourront persister longtemps.

Le système nerveux est également troublé par l'évolution vicieuse de la dent de sagesse. Les troubles consistent e' phénomènes névralgiques dans la sphère du trijumeau et, par conséquent, dans toute la moitié de la face intéressée (œil, tempe, oreille) et quelquefois même dans la région de l'épaule, du bras et du sternum.

Les mêmes accidents peuvent se produire alors que la dent a fait son éruption complète. En effet, la gencive reste souvent décollée autour du collet et une languette de chair recouvre partiellement la face triturante de la dent. Les microbes pénètrent sous cette languette, établissent la suppuration et provoquent ainsi les phénomènes dont nous venons de parler.

Traitement

Il faut surveiller attentivement la période d'éruption des dents de sagesse, surtout s'il y a lieu de prévoir des éruptions difficiles (individus à maxillaire étroit, défaut de place entre la 2e grosse molaire et la branche montante). Si les accidents sont dus à la trop grande résistance de la muqueuse, le dentiste l'incisera au bistouri ou au cautère ; s'ils sont dus au manque de place, il pratiquera l'extraction de la dent de 12 ans ; s'ils sont dus à l'inclusion de la dent dans l'épaisseur de l'os, il en fera l'extraction, même s'il doit trépaner la table externe à travers les parties molles. Chacune de ces opérations sera suivie de lavages antiseptiques longtemps et souvent répétés (Voir 3e partie, chap. V).

Troisième Partie

Opérations qui portent sur les Dents

CHAPITRE PREMIER

Que doit-on faire
lorsqu'on a des dents en mauvais état ?

Il ne faut pas ajouter foi aux remèdes infaillibles conseillés par les bonnes commères, il faut se garder également de faire un usage prolongé des produits pharmaceutiques *calmant les rages de dents et arrêtant la marche de la carie*, mais il faut immédiatement faire choix d'un dentiste et se confier à ses soins.

§ 1er

Remèdes populaires
et Produits pharmaceutiques

1° Remèdes populaires

Ils consistent à employer certains produits ou à prononcer certaines formules. Produits et formules varient à l'infini, selon les différents pays. Dans la région chalonnaise, l'ail, employé en frictions sur la gencive, jouit de la faveur du public, la peau de pomme de terre crue réussit quelquefois ; mais une goutte d'absinthe pure opère souvent de vrais miracles. Dans la province de Brandebourg (Allemagne) il suffit de prononcer une formule magique pour être guéri immédiatement si on a une foi absolue au résultat ; quand cela ne réussit pas, c'est que l'on n'a pas la foi suffisante.

Cela n'offre évidemment pas beaucoup de difficultés, mais les résultats ne sont pas bien brillants ; s'il y a jamais un soulagement quelconque, il est uniquement dû à l'auto-suggestion, encore n'est-il jamais de longue durée car il est difficile de persuader longtemps à un individu qui souffre qu'il est absolument guéri et qu'il a tort de continuer à se plaindre.

2° Des produits pharmaceutiques

Les produits pharmaceutiques destinés à calmer les rages de dents sont nombreux. Ils calment réellement la crise douloureuse d'une rage et pour cela ils sont utiles aux personnes habitant un pays où il n'y a pas de dentistes, en leur permettant de se soulager jusqu'au moment où elles pourront se faire soigner ; mais ces produits ne guérissent pas. En réalité, les baumes dentaires sont plus nuisibles qu'utiles au public. A-t-on mal aux dents ? Vite on a recours à la bonne drogue et l'on est soulagé. Les douleurs reprennent-elles quelque temps après ? Même opération, même résultat. Mais la carie continue sa marche, de pénétrante simple qu'elle était, elle est devenue pénétrante infectée. Cette fois, la drogue n'agit plus, la gousse d'ail et les incantations sont impuissantes, il faut aller chez le dentiste. Mais au lieu de présenter au praticien une dent susceptible d'être soignée, on ne lui montre plus qu'un chicot informe pour lequel l'extraction s'impose.

Puisqu'on ira finalement chez le dentiste, ne vaut-il pas mieux en prendre immédiatement son parti, alors qu'on peut encore faire soigner ses dents ?

§ II

Du choix d'un Dentiste

Lequel vaut le mieux du chirurgien-dentiste, du docteur-dentiste ou du simple dentiste ?

Commençons d'abord par expliquer ce qui fait leur distinction :

Jusqu'en 1892, l'exercice de l'art dentaire fut libre et n'obligea à aucun diplôme. Il y avait bien des écoles dentaires, mais elles étaient peu fréquentées. A côté du praticien honorable on voyait le charlatan à grand panache, vendant de la poudre de perlinpinpin et arrachant les dents à la pointe de son sabre, le tout à grand renfort de grosse caisse et de cymbales. Le barbier de village ouvrait les abcès avec son rasoir; l'horloger arrachait les racines avec ses pinces; le forgeron, aux muscles puissants, défiait avec ses tenailles, les dents les plus solides. Est-il besoin de dire que ces gens ignoraient les règles les plus élémentaires de notre art et causaient quelquefois, à leur imprudente clientèle, des accidents fort graves. Les pouvoirs publics s'émurent d'un tel état de choses et le 30 novembre 1892 le Sénat promulguait une loi réglementant l'exercice de l'art dentaire : « Nul ne peut exercer la profession de dentiste s'il n'est muni d'un diplôme de docteur en médecine ou de chirurgien-dentiste. — Le droit d'exercer l'art dentaire est maintenu à tout dentiste exerçant cette profession avant le 1er janvier 1892 ».

Les *dentistes* sont les individus cités par ce dernier article. Ils exerçaient cette profession avant qu'elle fut réglementée ; ils conservèrent le droit de l'exercer jusqu'à leur mort sans être obligés de subir des examens et sous la seule réserve de ne pas pratiquer l'anesthésie sans l'assistance d'un confrère diplômé ou d'un médecin.

Les *chirurgiens-dentistes* doivent, pour obtenir ce titre, suivre pendant trois ans les cours d'une école dentaire, après quoi ils subissent à la Faculté de Médecine des examens qui leur valent, en cas de succès, le titre de chirurgien-dentiste. D'après le rapporteur de la loi de 1892, les chirurgiens-dentistes sont « des hommes instruits, connaissant très bien les maladies de la bouche et pouvant traiter, non pas seulement les maladies de la dent seule, mais aussi les maladies des gencives, de la muqueuse buccale, et même, jusqu'à un certain point, des maxillaires. Ils font des extractions de dents, des plombages, des *dentiers, et posent ces dentiers.* Cette même loi permet aux chirurgiens-dentistes de pratiquer eux-mêmes l'anesthésie générale.

Les *docteurs-dentistes* sont des docteurs *en médecine,* qui cumulent la profession de médecin avec celle de dentiste ou qui font exclusivement de l'art dentaire. Pour exercer la profession de dentiste ils n'ont pas eu besoin de subir des examens spéciaux, le premier médecin venu peut fonder un cabinet dentaire. Cela paraît anormal et répréhensible au premier abord, en réalité ce n'est que très naturel. Un médecin doit connaître l'art de guérir toutes les maladies du corps, il doit donc pouvoir soigner et guérir les maladies de la bouche. Le titre de docteur dentiste signifie docteur en médecine exerçant la profession de dentiste et n'indique pas un grade universitaire supérieur à celui de chirurgien. En France, il n'y a pas de doctorat en chirurgie dentaire.

Citons également les *mécaniciens pour dentistes*. Ce sont des ouvriers employés par les dentistes à la confection des dentiers. Cette profession n'étant pas réglementée n'oblige à aucun diplôme, mais elle ne donne aucun des droits du dentiste pas même celui de poser des appareils.

D'une façon générale on peut dire que si l'on considère la valeur scientifique d'un dentiste on doit placer au premier rang le chirurgien et le médecin, le dentiste non diplômé ne vient qu'en seconde place. Mais si l'on considère l'habileté manuelle, il est impossible de donner la préséance à aucun d'eux. Cette habileté est un don naturel : Un ignorant peut s'instruire, un maladroit l'est toute sa vie.

§ III

Que fera le dentiste consulté sur le traitement d'une Dent malade?

Il a à choisir entre deux traitements : 1° Arracher la dent ; 2° soulager le malade, soigner la dent et en obturer la cavité.

Vaut-il mieux faire soigner ses dents ou les faire arracher?

Toutes les fois que l'on peut soigner une dent, et c'est la grande majorité des cas, il faut le faire. Y aurait-il doute que l'on doit en tenter l'expérience. L'extraction d'une dent supprime un organe utile et compromet la solidité des dents voisines. Si l'extraction est encore souvent pratiquée de nos jours, la faute en est plus au client qu'au dentiste lui-même. Le client craint que sa dent lui fasse mal plus tard, que son plombage ne dure pas longtemps et qu'il soit disgracieux ; il veut donc la faire arracher et la faire remplacer par une fausse. Le dentiste ne cherche pas toujours à l'en dissuader car il sait que l'on ne l'écoutera pas sans méfiance ; du reste en arrachant la dent il a tout autant de profit et moins de peine. Tous deux ont tort. Le traitement d'une dent cariée n'est nullement douloureux et les récidives sont assez rares pour n'être pas à craindre, les obturations sont de longue durée ; enfin, est-il besoin de le dire, il est préférable d'avoir ses propres dents même légèrement disgracieuses plutôt que d'en avoir de fausses.

CHAPITRE II

Soins à donner aux Dents cariées

1° *La dent est douloureuse au contact du chaud et du froid, des aliments acides ou sucrés.* (Voir Carie non pénétrante, 2e partie, chap. I, § II).

Ne pas attendre une aggravation des phénomènes douloureux et se rendre immédiatement chez son dentiste. Celui-ci enlève tous les débris de dentine ramollie et cariée. Pour cela il se sert d'outils appelés *curettes* et d'une *fraise* montée sur un instrument qui l'anime d'un mouvement giratoire très rapide *le tour à fraiser.* Lorsqu'il ne reste plus que du tissu sain il lave la cavité à l'alcool et la sèche avec un courant d'air chaud. La dent peut être plombée ensuite. Cette opération nullement douloureuse se fait généralement dans une seule séance. La pulpe dentaire n'étant pas enlevée, la dent conserve la solidité et la teinte d'une dent vivante.

2° Le sujet éprouve au niveau de la dent malade des douleurs très vives avec des irradiations douloureuses vers l'œil, l'oreille, etc (Voir Carie pénétrante, 2° partie, chap. I, § II).

Le dentiste enlève d'abord les débris alimentaires qui recouvrent la pulpe et lave cette dernière à l'eau tiède. Puis il place sur cette pulpe un pansement destiné à la mortifier, ce pansement est lui même recouvert d'un coton imperméable ou mieux d'une pâte spéciale dite *gutta* pour le protéger de la salive. Il peut se faire que la douleur persiste encore quelques instants mais elle diminue graduellement et bientôt la dent est insensible car le nerf est mort. Le lendemain le dentiste retire le pansement et enlève le nerf à l'aide d'une aiguille très fine ; cette extirpation du nerf n'est pas douloureuse. Puis la dent est traitée comme dans le cas précédent (grattage du tissu carié, lavages, assèchement de la cavité) une mèche de gutta imbibée d'un agent antiseptique est introduite et laissée dans le canal radiculaire et l'on peut procéder à l'obturation. Le traitement est plus désagréable que pour le cas précédent car il est plus long ; deux à trois séances au moins sont nécessaires. La dent ayant perdu sa vitalité est moins solide et prend une teinte gris bleuâtre, couleur caractéristique des dents mortes. Les personnes qui ne peuvent consulter le dentiste immédiatement éprouveront un notable soulagement, au moment des accès en introduisant dans la cavité de la dent creuse une boulette de coton imbibée du mélange suivant :

Chloroforme . . . . 2 gr.
Laudanum Rousseau . . . . . . 2 —
Créosote. . . . . 2 —
Teinture de benjoin épaisse . . 8 —

3° Douleur continue avec exaspération au moindre choc, sensation d'allongement de la dent. Fluxion, abcès. (Voir complication de la carie, 2ᵉ partie, chapitre I, § II).

C'est une erreur de croire qu'il faut attendre la fin d'une fluxion ou d'un abcès pour entreprendre le traitement d'une dent. Cette erreur a été répandue par des dentistes ignorants, elle persistera longtemps encore. Il est, au contraire urgent de donner rapidement issue au pus collecté au sommet de la racine, car c'est seulement après l'évacuation du pus que les tissus reviendront à l'état normal. Si l'on ne provoque pas la sortie du pus, la période inflammatoire sera d'une durée interminable et ne se terminera guère autrement que par une fistule. Il faut donc se rendre immédiatement chez son dentiste. Celui-ci fait échapper les gaz et le pus enfermé dans la cavité de la dent malade. Après avoir retiré le tissu carié et les débris putréfiés séjournant dans le canal, il y fait des lavages antiseptiques et y introduit une aiguille très fine entourée d'une mèche de coton imbibée elle même d'une solution antiseptique ; 5, 10, 20 mèches sont ainsi placées et retirées dans une même séance. Lorsque la mauvaise odeur est moins forte il laisse une mèche dans le canal et obture à la gutta. Il faut recommencer le lendemain, quelquefois même le surlendemain. Puis la dent étant complètement désinfectée, le dentiste procède à son obturation définitive, le traitement peut durer longtemps, trois à quatre séances sont généralement nécessaires. La dent plombée n'aura jamais une grande solidité, elle gardera la teinte gris bleuâtre d'une dent morte. Les récidives quoique rares peuvent se produire longtemps après, mais le patient peut les prévoir lui-même car elles sont toujours précédées de phénomènes douloureux. En ce cas il fera bien de retourner chez son dentiste sans attendre une aggravation presque certaine. En cas d'empêchement il se soulagera avec des applications répétées de teinture d'iode et de teinture d'aconit sur la gencive au niveau de la dent malade.

Teinture d'iode.........   } ā ā
Teinture d'aconit....... }

et par de fréquents gargarismes,

Hydrate de chloral .... 5 gr.
Décoction de feuilles de coca .. 40 gr.
Eau distillée .... 1 litre
Essence de menthe............. X gouttes.

A employer en bains de bouche tièdes.

CHAPITRE III

Obturations ou Plombages

Lorsqu'une dent a été soignée d'après les procédés décrits au chapitre précédent il n'y a plus qu'à procéder à son obturation. Mais auparavant il est indispensable de donner à la cavité une forme spéciale pour assurer la fixité du plombage. Autant que possible le dentiste fait des cavités ayant la forme d'un cône dont la base regarde la racine et le sommet la face externe. Si les parois de la dent ne permettent pas de faire ce tronc de cône il creuse des petites rainures ou des trous dits *points de rétention* en différents points de la cavité. Ces rainures assureront la fixité de la matière obturatrice. Les bords coupants sont réséqués avec soin car ils sont le point de départ de certaines ulcérations buccales. Quelque soit le plombage employé il ne doit être placé que dans une cavité absolument propre et sèche. Aussi pour empêcher le contact de la salive, le dentiste place-t-il autour de la dent en traitement des rouleaux de coton absorbants ou mieux une bande de caoutchouc qui l'isolent de tout contact.

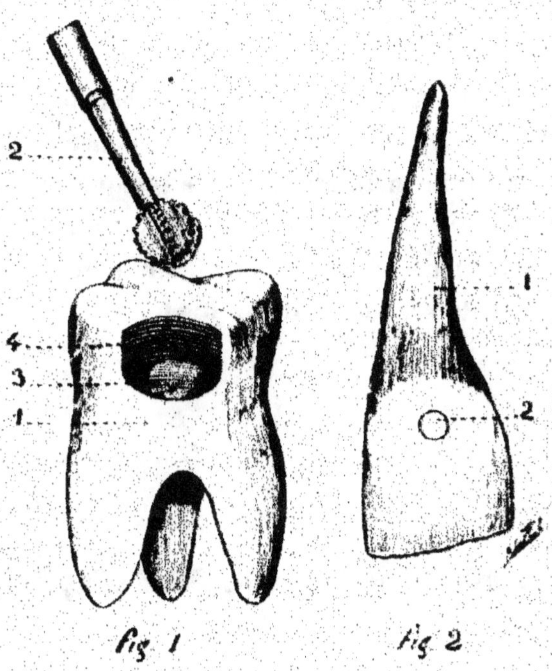

Figure 1.
1. Grosse Molaire supérieure.
2. Fraise servant à creuser la cavité.
3. Cavité creusée sur la face externe (destinée à recevoir un plombage)
4. Rainures assurant la rétention du plombage.

Figure 2.
1. Incisive centrale supérieure.
2. Bloc de porcelaine scellé sur la face antérieure de la couronne.

Quelle est la meilleure matière obturatrice ?

La matière obturatrice idéale devrait remplir les conditions suivantes :

a) Se mouler à la cavité d'une façon parfaite.

b) Ne pas être imprégnée ni décomposée par le milieu buccal.

c) Être solide, imiter la teinte de la dent, ne pas conduire les impressions thermiques.

Cette matière obturatrice n'existe malheureusement pas, force nous est donc de choisir la substance réunissant les plus nombreux des avantages énoncés. Encore cette substance ne peut-elle pas être indiquée d'une façon absolue, car telle obturation convenant dans un cas est défectueuse dans un autre. En pareille occurence le dentiste sera le meilleur juge.

Matières obturatrices les plus employées

1° La Gutta Percha

Cette substance a la propriété de se ramollir rapidement à la chaleur et de revenir presque immédiatement à l'état solide à la température normale. Elle est imperméable, ne conduit pas la chaleur, mais elle est très peu résistante aux actions mécaniques, sa durée varie de quelques semaines à quelques mois. On ne l'emploie pas comme plombage définitif, mais elle rend d'immenses services comme obturation temporaire. On la place souvent au fond d'une cavité où elle joue le rôle d'isolant et l'on obture par dessus avec un plombage plus dur.

2° Les Amalgames

Ce sont des combinaisons métalliques dans la composition desquelles entre le mercure. Les plus employées sont l'amalgame d'argent et l'amalgame de cuivre.

L'amalgame d'argent se compose d'un mélange d'argent et d'étain en proportions variables suivant les fabrications diverses et réduit en limaille. Au moment de faire l'obturation, on place la limaille dans un petit mortier, on y ajoute un peu de mercure et on triture pour obtenir une consistance pâteuse. On exprime ensuite le mercure et on foule la pâte dans la cavité où elle durcit peu à peu. Au bout d'une heure ou deux la combinaison a toute sa solidité.

Au point de vue résistance aux actions mécaniques, la durée de l'amalgame d'argent peut être considérée comme indéfinie. Mais le plombage a pourtant de sérieux inconvénients : il transmet les irritations thermiques (douleur au chaud et au froid); il se colore en noir par suite de l'oxydation de l'argent au contact des produits sulfurés; il a une grande contractilité. Ce dernier inconvénient est le plus important de tous. En effet l'amalgame d'argent remplit bien la cavité lorsqu'on l'introduit sous la forme pâteuse, mais en durcissant il se contracte et diminue de volume, il n'adhère plus aux parois, de petites fissures se produisent entre le plombage et ces parois livrent passage aux microbes de la carie. Ces microbes dès qu'ils ont pénétré sous l'obturation, recommencent leur œuvre destructrice et agrandissent la cavité; bientôt l'amalgame chancelle dans des parois trop larges et finit par tomber entraînant quelquefois avec lui la couronne de la dent. Et voilà pourquoi ce préjugé est encore si répandu : *Les plombages ne durent pas et font tomber les dents, autant attendre qu'elles tombent toutes seules.*

A lire ce qui précède on pourrait être tenté de croire que l'amalgame d'argent doit-être prohibé d'une façon absolue. Ce serait exagéré. Il trouve son emploi pour les cavités des grosses et petites molaires, ayant de fortes parois et dont le fond peut-être garni de ciment ou de gutta. Mais si l'on veut employer un amalgame il est préférable de le rejeter pour s'adresser de préférence à l'amalgame de cuivre.

L'amalgame de cuivre a la même solidité que l'amalgame d'argent. Il a le désagrément de communiquer à toute la dent une teinte noir foncé, mais il a l'avantage d'avoir si peu de contractilité que l'on n'a pas à craindre de fissures. Il exerce en outre une action bienfaisante sur la dentine. Il trouve son emploi pour les grosses molaires qui doivent offrir beaucoup de résistance aux efforts de la mastication et pour lesquelles la coloration noire peut être considérée comme inconvénient négligeable.

Le Ciment

Le ciment employé en art dentaire se compose d'une poudre (mélange de silice et d'oxyde de zinc) et d'un liquide (acide phosphorique ou chlorure de zinc). Lorsque le dentiste veut obturer une cavité avec du ciment il mélange une certaine quantité de poudre et de liquide et les malaxe longtemps avec une spatule d'acier ou d'os. Lorsque la consistance pâteuse est obtenue il introduit la pâte dans la cavité et la tient à l'abri de la salive jusqu'à ce qu'elle soit complètement durcie, c'est-à-dire deux à dix minutes selon le ciment employé.

Le ciment offre moins de résistance aux actions chimiques et mécaniques que l'amalgame. Sa durée est variable; très limitée dans certaines bouches elle est indéfinie dans d'autres; en général on est obligé de refaire un ciment tous les quatre ou cinq ans. Mais cet inconvénient est compensé par des avantages inestimables. Il exerce sur la dentine une action bienfaisante. En effet dans le début de son application sur les dents vivantes, il a sur la pulpe une action légèrement irritante qui provoque une reproduction cellulaire dite *dentine secondaire* et qui empêche les récidives de la carie. Il ne conduit pas les impressions thermiques. Il n'a pas de contractilité et adhère si intimement aux parois de la dent qu'il fait corps avec elle, empêchant ainsi l'invasion microbienne. Enfin sa couleur que l'on peut modifier facilement se prête aux diverses teintes des dents. Il rend de grands services pour les obturations des dents antérieures, des dents à parois fragiles et pour le scellement des couronnes artificielles. Certains opérateurs (je fais partie du nombre) n'obturent jamais une cavité avec de l'amalgame ou de l'or sans en avoir tapissé les parois d'une très mince couche de ciment.

L'Or

L'or employé pour obturer les dents est de l'or chimiquement pur réduit en feuilles très minces. On sait que l'or pur a la propriété de se souder à lui-même sous l'influence d'une légère pression. On l'introduit dans la cavité sous forme de petits rouleaux que l'on presse à l'aide de fouloirs spéciaux et d'un maillet spécial à cet usage ; bientôt la cavité est entièrement remplie d'un bloc très résistant.

L'or est la matière obturatrice de choix pour les cavités à parois fortes. Il n'a pas de retrait. Sa résistance aux actions mécaniques et chimiques est si grande que l'on peut considérer sa durée comme éternelle (on a retrouvé des dents aurifiées sur des momies égyptiennes). Il a pourtant l'inconvénient de conduire les impressions thermiques, aussi devra-t-on tapisser de ciment le fond des cavités des dents vivantes.

Emaux - Porcelaines

Depuis quelques années on tend à obturer les dents (surtout les dents antérieures) avec de petits blocs de porcelaine imitant la dent naturelle d'une façon presque parfaite. La manière de les placer diffère de celle employée pour les autres plombages. En effet, tandis que ces plombages sont introduits dans la cavité à l'état mou, la porcelaine au contraire y est introduite à l'état de bloc solide. Ce bloc est scellé avec du ciment au fond de la cavité. Ce genre d'obturation est de tous le plus esthétique, sa durée est subordonnée à celle du ciment employé pour le sceller.

CHAPITRE IV

Greffe dentaire. Nettoyage de Bouche

---

§ 1er

Greffe Dentaire

On donne le nom de greffe dentaire à l'opération qui consiste à extraire une dent et à la remettre soit à la même place (greffe par restitution) soit à une autre place (greffe par transposition). Si la dent appartient à un même individu la greffe est dite autoplastique, si elle appartient à un autre elle est dite hétéroplastique. La *greffe autoplastique par restitution* nous arrêtera seule un peu, les autres étant rarement utiles et ne donnant pas souvent de bons résultats.

La greffe autoplastique par restitution est pratiquée dans les cas de périodontite du sommet lorsque toutes les autres tentatives de guérison ont échoué. L'opération comprend l'extraction de la dent, son traitement, sa remise en place et sa contention.

L'extraction doit être faite lentement, sans déchirer la gencive ni briser l'alvéole. Le traitement consiste à couper l'extrémité radiculaire rongée par le pus, puis à nettoyer les canaux et la cavité de la carie et à les obturer. La remise en place est précédée de grands lavages antiseptiques dans l'alvéole préalablement débarrassée de toute trace de sang. La contention est assurée par des fils de soie ou des fils métalliques.

§ II

Nettoyage

Cette opération consiste à enlever le tartre qui s'accumule sur la couronne des dents, sur leur collet et jusque sur leur racine. Le dentiste se sert pour cela de petits instruments dits *grattoirs*. Il doit prendre de grandes précautions pour ne pas blesser la gencive avec des instruments naturellement infectés par le contact septique du tartre. Selon la rapidité de reproduction du dépôt, rapidité variant chez les différents individus, cette opération sera renouvelée tous les six mois ou tous les ans. Elle est complétée par le brossage quotidien des dents dont nous parlerons plus longuement dans un chapitre spécial (Voir 5e partie, § 1er).

CHAPITRE V

Extractions dentaires

L'extraction a pour but de supprimer une dent dont la conservation a été jugée impossible. L'extraction des dents a été pratiquée dans la plus haute antiquité. Coelius Aurélianus nous apprend qu'Esculape, le premier, aurait extrait des dents et Erastostrate rapporte qu'on voyait suspendu dans le temple d'Appolon à Delphes un *Odontagogon* (instrument de plomb destiné à arracher les dents). Nous nous servons aujourd'hui d'instruments un peu plus perfectionnés. Pourtant il y a seulement une cinquantaine d'années le seul instrument employé était encore bien rudimentaire, je veux parler de la *clef de Garangeot*. Est-il besoin de décrire cette espèce de tire-bouchon terminé par un crochet ou panneton mobile que l'on passait autour de la dent malade ? Tous ceux qui l'ont vu et senti doivent en conserver un douloureux souvenir. Grâce à elle tout le monde était dentiste, tout le monde arrachait des dents. Il suffisait d'avoir le poignet solide et des biceps vigoureux. Malheureusement on n'arrachait pas toujours que la dent malade, souvent la voisine ou les voisines venaient avec une partie du maxillaire. Il est vrai que l'on n'était pas difficile en matière de dentisterie. Les temps ont changé et la clef est inconnue des générations actuelles autant que l'Odontagogon d'Erastostrate. Le dentiste se sert aujourd'hui de *daviers* (leviers à deux branches ressemblant aux pinces ordinaires) ou *d'élévateurs* (leviers à une branche).

La technique opératoire est relativement simple : Le patient est assis dans un fauteuil spécial permettant de le placer dans la position la plus commode pour l'opérateur. Celui-ci lui introduit le davier dans la bouche et ajuste, autour de la dent à extraire, les mors qu'il enfonce ensuite profondément *sous* l'alvéole ; puis il serre les branches du davier de façon à maintenir solidement la dent à laquelle il imprime une pression lente dans un sens variant selon la position de la dent jusqu'à ce qu'il l'ait entièrement expulsée de son alvéole.

Toute extraction doit-être suivie de soins antiseptiques rigoureux Le dentiste y procède d'abord, le patient les répète dans la journée par de fréquents gargarismes.

On se trouvera bien du gargarisme suivant :

> Hydrate de chloral .... 5 gr.
> Eau distillée................ 1 litre
> Essence de menthe.......... X gouttes

L'opérateur ne laissera pas partir son client avant de s'être assuré que l'hémorragie consécutive à l'extraction a complètement cessé. Il lui prescrira de revenir le trouver si cette hémorragie venait à se reproduire, cas toujours possible, même plusieurs jours après l'extraction. Certaines personnes saignent si abondamment et si longtemps qu'elles peuvent mourir des suites d'une extraction (hémophiliques).

Opinion du public sur les extractions

Le public a sur les extractions des idées généralement très fausses et de nombreux préjugés. Les uns considèrent cette opération comme redoutable en raison des douleurs qu'elle occasionne et des dangers auxquels elle expose. Ils vous affirmeront très sérieusement qu'ils ont vu *un œil tiré avec la dent*, aussi gardez-vous bien de vous faire extraire une dent de l'œil (canine) si vous tenez à conserver votre vue intacte. Et puis cela fait un mal épouvantable, sans compter que l'on peut en mourir ainsi que cela est arrivé à tel ou tel de leurs amis qui après s'être fait arracher une dent a enflé, enflé pendant trois jours et est mort le quatrième. D'autres sont moins affirmatifs et admettent que l'on se fasse arracher une dent à condition de *ne pas être enflé, qu'il ne fasse ni froid ni humide*. D'autres enfin tombent dans l'excès contraire et pour s'être fait arracher une dent sans souffrances ils en augurent que cela n'est *pas bien désagréable ni bien difficile*.

Une extraction peut-elle être une opération difficile, peut-elle être une opération dangereuse ?

On peut répondre hardiment par l'affirmative à ces deux questions. Les extractions peuvent être quelquefois difficiles, elles peuvent être également dangereuses, nous allons examiner en quels cas.

Difficultés de l'extraction

Les difficultés sont parfois très grandes et tiennent à des causes si nombreuses et si variées que nous ne pouvons les examiner toutes ici. Citons seulement les dents à racines courbes, à racines divergentes ou convergentes, les dents à racines adhérentes au maxillaire. Le public les désigne toutes sous le nom de *dents barrées*. L'extraction en est toujours difficile, il est même quelquefois impossible de les enlever complètement.

Dangers de l'extraction

Si l'extraction d'une dent peut être impossible même lorsqu'elle est pratiquée par un opérateur habile, elle peut présenter de graves dangers si elle est pratiquée par un ignorant ou un maladroit. Un dentiste doit être calme, habile, instruit et propre.

Il doit-être *calme et habile*, car le moindre moúvement nerveusement fait ou mal dirigé pendant l'extraction peut entraîner de graves accidents, tels que :

La fracture de l'alvéole..................	Sans gravité.
La déchirure de la gencive..............	
La fracture de la dent..................	
La fracture de la dent antagoniste........	
La luxation de la dent voisine............	n'ayant
La fracture du rebord alvéolaire	généralement
La fracture de la tubérosité du maxillaire.	pas de
La blessure du follicule chez les enfants...	conséquences
La luxation temporo-maxillaire...........	graves
L'ouverture du sinus-maxillaire..........	
Le refoulement de la dent dans le sinus ...	
La blessure de la joue..................	
La blessure de la langue................	Pouvant avoir
La blessure de la voûte palatine..........	des
La blessure du voile du palais...........	conséquences
La blessure de l'amygdale...............	graves
La blessure du plancher de la bouche.....	
La fracture du maxillaire...............	

La chûte de la dent dans les voies respira-
toires . . . . } Danger mortel.
La chute de la dent dans les voies digestives }

L'opérateur doit-être *instruit*. Il doit en effet connaître l'anatomie des tissus qu'il touche et de ceux qui les environnent pour pouvoir remédier, à l'occasion, à leur blessure toujours possible. Il ne doit également pratiquer l'extraction que sur des individus qui peuvent la subir sans danger pour leur état général.

Enfin l'opérateur doit être *propre* et avoir des instruments propres, c'est à-dire *aseptiques*. C'est à l'infection qu'il faut attribuer la cause des terribles accidents consécutifs à l'extraction, c'est-à-dire :

L'alvéolite . . . . }
L'ostéite du rebord alvéolaire . . . . } Affections
La nécrose du maxillaire . . . . } longues et
Le Séquestre . . . . } douloureuses
L'infection purulente . . . . }
La phlébite suppurée . . . . } Presque toujours
L'angine de Ludwig . . . . } mortelles

Douleurs causées par l'extraction

Il y a des extractions douloureuses, il y en a qui ne le sont presque pas. Tout dépend des difficultés de l'opération, de l'état des tissus voisins, de la résistance du sujet. Si l'extraction est très difficile et nécessite plusieurs reprises, il est évident qu'elle provoquera des douleurs assez vives pour la faire redouter du patient à l'avenir, mais quand il n'y a aucune difficulté (cas habituel) la douleur n'est vraiment pas appréciable et l'opéré convient lui-même qu'il a eu *plus de peur que de mal.* Il n'en est pas de même quand les tissus voisins sont enflammés et infectés, non pas que l'extraction soit plus difficile, ce serait plutôt le contraire, mais parce que cette opération est suivie de douleurs atroces, pouvant persister pendant quelques minutes et même pendant plusieurs heures. On abrège alors la période de la crise douloureuse par un gargarisme calmant. En voici un qui est en même temps antiseptique.

Hydrate de chloral.........	5 grs.
Décoction de feuilles de coca.	40 grs.
Eau distillée...............	1 litre.
Essence de menthe.........	X gouttes

Nous dirons donc pour conclure : *L'extraction d'une dent est une opération sérieuse, nécessitant de celui qui la pratique des qualités naturelles et des connaissances spéciales, auxquelles conditions elle n'offre, sinon aucune difficulté, du moins aucun danger.*

CHAPITRE VI

Extraction des Dents sans douleur
Les Anesthésiques

———

Pour arracher les dents sans douleur on a recours aux anesthésiques. La signification du mot anesthésie est suffisamment expliquée par l'étymologie du mot lui-même (*an*, privatif, *aisthésis*, sensibilité). Anesthésie veut donc dire *perte de la sensibilité*.

Les anesthésiques furent introduits dans la pratique chirurgicale par des dentistes vers 1844, époque à laquelle Horace Wells, ayant assisté à des expériences de laboratoire faites avec le protoxyde d'azote, se fit arracher une dent après avoir respiré ce gaz. Depuis cette époque, leur usage devint courant, actuellement ils sont employés pour toute opération devant occasionner quelque douleur. Lorsque la perte de sensibilité se borne à un territoire limité, l'anesthésie est dite *locale*, lorsqu'on abolit la sensibilité de tous les tissus elle est dite *générale*.

Anesthésie locale

L'anesthésie locale employée en art dentaire pour l'extraction d'une ou de plusieurs dents est l'insensibilisation des tissus voisins de cette dent pour un temps limité, généralement très court.

Il y a deux procédés, la réfrigération, les médicaments.

Les Réfrigérants :

On sait que le froid très vif engourdit les membres et les rend incapables de sentir les impressions de tact et de douleur. On a donc recours au froid pour engourdir la gencive. Dans ce but, on dirige sur la gencive, préalablement asséchée, un jet de chlorure d'éthyle. En quelques secondes, celle-ci prend une teinte blanche et une dureté ligneuse indiquant que l'anesthésie est obtenue. On aurait le même résultat en maintenant sur la gencive une boulette d'ouate imbibée de chlorure de méthyle.

Les Médicaments :

Mais les réfrigérants sont insuffisants pour supprimer la douleur, aussi a-t-on cherché à les remplacer par des méthodes plus puissantes. On s'est adressé à certains médicaments qui agissent localement sur les terminaisons nerveuses et suspendent temporairement leurs fonctions. Parmi eux il faut placer au premier rang : la cocaïne.

La Cocaïne

Ce merveilleux anesthésique a été découvert en 1853, mais son emploi ne s'est généralisé que depuis une vingtaine d'années. C'est une substance paralysante pour tout élément nerveux avec lequel elle est mise en contact. Cette perte de sensibilité est le résultat d'une action propre sur les éléments anatomiques. Elle agit en altérant temporairement les propriétés du protoplasma des éléments nerveux. Un cordon nerveux quelconque, moteur ou sensitif, peut perdre sa sensibilité ou sa motilité par injection dans sa gaîne celluleuse d'une dose convenable de cocaïne.

Les *modes d'emploi* sont nombreux en chirurgie générale, mais en chirurgie dentaire on l'emploie presque exclusivement en injections sous-gingivales (piqûre dans la gencive avec la seringue Pravaz) et en se conformant *rigoureusement* aux règles suivantes :

1) La solution ne doit pas être d'un titre supérieur à 1 $^{\circ}/_{\circ}$;

2) La solution doit être *fraîche* ;

3) L'injection doit être *traçante* ;

4) Le malade doit être dans la position *horizontale* (couché).

5) Le malade ne doit quitter le cabinet du dentiste qu'une heure ou deux après l'extraction.

6) Il ne faut jamais s'en servir pour les hystériques, les sujets nerveux, les anémiques, les cardiaques ni pour ceux qui présentent une gène circulatoire quelconque, en raison de la *vaso-contriction* produite par cet agent.

La cocaïne supprime-t-elle la douleur ?

Une injection de deux centimètres cubes de chlorydrate de cocaïne à 1 % (dose maxima) permettra à un opérateur habile d'enlever consécutivement 4, 5 et 6 dents ou racines sans que le patient n'éprouve la moindre douleur. Il voit faire l'opération, il voit que le dentiste lui met un instrument dans la bouche, il sent enfoncer cet instrument, il sent les mouvements de traction qu'on lui imprime, mais *cela ne lui fait pas mal*. On pourrait comparer ce qu'il sent à ce qu'éprouverait un individu ayant une jambe de bois si l'on frappait sur cet appareil ; il percevrait le choc sans en souffrir.

La Cocaïne peut-elle occasionner des accidents ?

Mal employée, la cocaïne peut causer des accidents graves. Les symptômes de ces accidents sont d'autant plus difficiles à expliquer qu'ils se produisent dans un ordre indéterminé. En général, quelques instants après l'injection, le malade est pris d'une loquacité très grande ; il épiouve le besoin de s'épancher et de raconter ce qui intéresse sa vie privée ; il s'attendrit, puis il pàlit, une sueur froide couvre son visage et ses extrémités, il claque des dents, le pouls se met à battre d'une façon désordonnée. Il se plaint d'angoisses dans la région du cœur, d'un mal de tête violent, il suffoque, ses jambes sont faibles au point de ne pouvoir le supporter. Enfin le malade peut tomber en syncope ou dans un état de prestation intense, quelquefois même dans le coma ; en ce dernier cas, de violentes secousses agitent sa face et ses membres ; cet état peut se terminer par la mort.

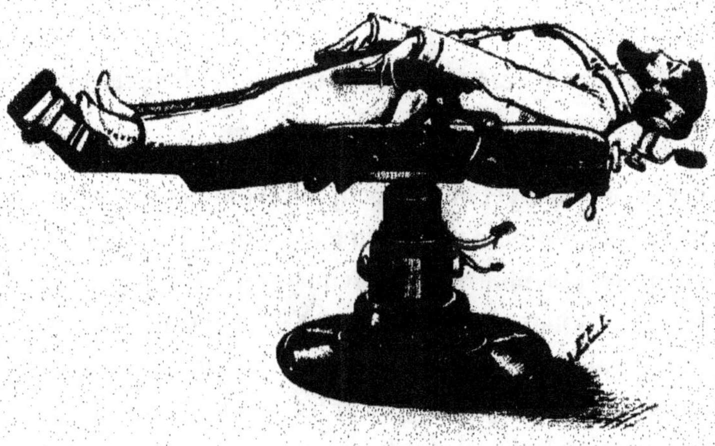

Position dans laquelle doit être placé l'opéré pendant une anesthésie générale ou pendant une anesthésie locale *à la cocaïne*.

Traitement

Le traitement consiste à placer immédiatement le sujet dans la position *horizontale*. On le débarrasse des vêtements qui peuvent gêner sa respiration. On lui fait respirer du nitrite d'amyle (vaso-dilatateur), on lui flagelle le visage avec un linge mouillé, on lui fait absorber du café très fort. Si les accidents se prolongent on a recours aux tractions rythmées de la langue et aux piqûres d'éther ou de caféïne.

La Cocaïne est-elle un médicament dangereux ?

Non, ce n'est pas un médicament dangereux quand il est bien employé, mais il peut le devenir entre les mains d'un ignorant ou d'un imprudent. La profession dentaire n'en compte plus guère, avons-nous dit. Sans doute, mais nous ne prétendons pas qu'il n'y en a point parmi ses membres. Ceux-là opèrent des malades *assis* et sans s'être occupé au préalable de leur *état général*. L'opération finie, ils les laissent partir immédiatement, quand même ils devraient accomplir, pour rentrer chez eux un long trajet à pied ou à bicyclette. Ils agiront ainsi mille fois sans avoir d'accident, mais la mille-et-unième, ils pourront en avoir un fort grave. Du reste, les accidents sont plus fréquents qu'ils ne le supposent, ils les ignorent parce qu'ils ne sont pas produits chez eux et surtout parce que leurs clients n'en sachant pas les causes les attribuent à l'émotion et négligent de les en avertir.

Ne craignez donc pas de vous faire injecter de la cocaïne si vous avez des dents ou des racines à vous faire arracher, mais veillez à ce que votre opérateur suive les règles que vous connaissez maintenant, elles ont été énoncées par l'illustre *Reclus* dont on ne saurait contester la compétence en pareille matière, elles méritent donc d'être prises en considération.

Solution de Schleich. — Stovaïne

Ces deux substances procurent une anesthésie moins prolongée que la cocaïne, mais suffisante pour permettre l'extraction d'une ou de deux dents sans douleur. Elles ne nécessitent pas les mêmes précautions et, jusqu'à nouvel ordre, on peut les considérer comme inoffensives. Il est donc préférable de s'en servir dans la pratique journalière courante et de réserver l'emploi de la cocaïne aux graves opérations.

Anesthésie générale

D'après ce qui précède, nous voyons que l'anesthésie locale permet de faire toutes les opérations habituelles de la chirurgie dentaire sans que le patient ressente la moindre douleur, le dentiste n'a donc recours à l'anesthésie générale que pour les opérations particulièrement longues (extractions nombreuses de dents adhérentes) chez les individus auxquels la cocaïne est contre indiquée. Quel que soit l'agent choisi (éther, chloroforme, chlorure d'éthyle, protoxyde d'azote) les précautions préliminaires et post-opératoires sont à peu près semblables, ainsi que l'action de l'anesthésique.

L'opérateur les expliquera lui-même en temps opportun. Nous ne voulons pas entrer dans le détail de cette opération qui n'offre pas beaucoup d'intérêt pour le lecteur en raison de sa rareté ; nous nous bornerons seulement à ce conseil : avant de vous faire *endormir*, allez consulter votre *médecin habituel*, celui qui connaît bien votre tempérament ; Remettez-vous en à sa décision. Il est apte mieux que tout autre à savoir si l'on peut vous anesthésier sans danger, quel est l'agent qui vous convient et à vous administrer cet agent.

CHAPITRE VII

Hygiène des Opérations

Toutes les opérations dont nous avons parlé (nettoyages de carie, pansements, plombages, extractions, piqûres hypodermiques, nettoyages de bouche, incisions, etc.) doivent être pratiquées en observant une asepsie rigoureuse. On croyait autrefois que toutes les opérations pratiquées sur la bouche n'offraient aucun danger, on est bien revenu de cette erreur et tout le monde admet maintenant que les mesures de propreté à prendre avant et après ces opérations ont la plus grande importance.

Soins à prendre avant l'opération

Opéré : S'il s'agit d'enlever de nombreux chicots dans une bouche infectée, l'opération sera précédée de lavages antiseptiques fréquemment répétés pendant un jour ou deux.

Opérateur : L'opérateur se lavera soigneusement les mains à l'eau chaude et au savon et les trempera dans une solution de sublimé à 1 p. 1000.

Instruments : Ils doivent être propres, et par propreté il ne faut pas entendre le plus ou moins de brillant du nickel, mais leur asepsie rigoureuse et complète. Cette asepsie s'obtient en les faisant séjourner quelques instants dans un récipient contenant de la vapeur d'eau à une température supérieure à 125° ou en les trempant dans l'alcool et en les faisant flamber ensuite à la flamme.

Soins à prendre après l'opération

Toute opération ayant occasionné la blessure d'un point quelconque de la muqueuse (l'extraction en particulier) doit être suivie de soins antiseptiques. Le dentiste les pratique d'abord lui-même en injectant dans la plaie de l'eau oxygénée diluée ou tout autre antiseptique ;

l'opéré les continue ensuite chez lui au moyen de gargarismes.

Toutes ces précautions ont une importance absolument capitale et, faute de les suivre, les dentistes exposeraient leurs clients à des suites fâcheuses. Il n'y a pas besoin de réfléchir beaucoup pour le comprendre. Si quelqu'un de votre entourage avait un panaris et qu'en l'absence de tout médecin vous perciez vous-même ce panaris avec une lancette, vous gratterez-vous les dents tout de suite après avec cette même lancette ? Assurément non ! Pourtant le dentiste touche avec ses instruments des foyers de suppuration contenant les mêmes microbes que ceux du panaris ; qu'arrivera-t-il s'il s'en sert pour piquer quelqu'un sans les avoir aseptisés ? Il a de grandes chances pour contaminer son client, et si cet infortuné s'en tire avec un phlegmon circonscrit, une alvéolite ou une ostéite, il n'aura pas trop à se plaindre, mais il peut bien n'avoir pas cette chance, et gare alors à la pyohémie, à la phlébite suppurée, au phlegmon diffus du plancher de la bouche dont les conséquences sont presque toujours mortelles, gare surtout à la *Syphilis*, ce fléau des temps modernes ! Un examinateur, à la Faculté de médecine de Paris, interrogeant un candidat au diplôme de chirurgien-dentiste qui ignorait l'hygiène opératoire, s'écriait : « J'ai dans ma clientèle plusieurs syphilitiques contaminés par des dentistes ; il ne faut pas que des faits semblables se reproduisent. Pour moi, je ferai mon possible afin d'en enrayer le nombre ; je refuserai le diplôme aux ignorants de votre genre, et je conseillerai aux infortunés dont vous aurez ruiné la santé, de vous intenter des poursuites judiciaires ».

Avons-nous tort de dire qu'il est très dangereux d'être opéré sans aucune précaution d'hygiène et que vous ne sauriez vous montrer trop exigeant à cet égard.

Quatrième Partie

Les Dentiers

CHAPITRE PREMIER

Utilité des Dentiers
Que faire quand on en a besoin ?

Est-il utile de faire remplacer ses dents?

Cela est de la plus grande utilité et pour de nombreuses raisons ; citons seulement les trois principales : l'esthétique, la conservation des autres dents et surtout la mastication.

L'Esthétique. — Tout le monde est d'accord pour reconnaître que la bouche et, par suite, le visage d'un édenté sont des plus disgracieux. Sa prononciation est également défectueuse, il est même désagréable de se tenir en face de lui car de petites gouttes de salive (vulgairement appelées postillons) s'échappent à tout instant de sa bouche et atteignent ses voisins lorsqu'il leur parle.

La conservation des autres dents. — Les dents naturelles, privées de leurs voisines, s'ébranlent et s'inclinent soit en avant, soit en arrière ; celles qui sont privées de leurs antagonistes s'allongent d'une façon démesurée. Dans les deux cas, elles perdent de leur solidité.

La mastication. — Il est absolument indispensable de bien mâcher ses aliments pour bien les digérer, sans quoi on oblige son estomac à un travail excessif qu'il ne peut supporter longtemps sans fatigue. Or, pour bien mastiquer, il faut de bons organes masticateurs, il faut des dents et quand on n'en a plus, il faut s'en faire mettre. Cette raison seule doit motiver le port d'un dentier ; il ne faut donc pas seulement songer à faire remplacer les dents antérieures mais aussi les molaires qui sont les plus utiles à la mastication.

Que faut-il faire lorsqu'on a besoin d'un dentier ?

Il faut se confier au dentiste. Nous ne répéterons pas ici ce que nous avons déjà dit dans un des chapitres précédents (voir p. 50). Qu'il nous suffise de mettre le public en garde contre sa tendance à se confier au premier venu lorsqu'il a besoin d'un appareil prothétique. Il ne suffit pas, en effet, de faire un joli dentier, il faut que la personne à qui il est destiné puisse s'en servir sans s'exposer à des maladies buccales. Pour cela certaines opérations doivent précéder et suivre la pose de cet appareil. Seul, le dentiste instruit et *consciencieux* saura les mener à bien. Nous allons tâcher d'expliquer ces opérations au lecteur.

CHAPITRE II

Opérations
qui précèdent la pose d'un Dentier

---

§ Ier

Préparation de la bouche

Cette préparation a la plus grande importance. C'est d'elle que dépend le résultat plus ou moins satisfaisant de l'adaption d'un dentier et de sa durée. Elle varie suivant les différents cas qui peuvent se présenter.

a) Le sujet n'a plus de dents.

L'examen portera uniquement sur la muqueuse et sur les gencives. Si elles sont irritées, on devra les ramener à l'état sain par un traitement approprié.

b) Le sujet est édenté, mais il lui reste des dents saines et des dents cariées.

Il faut toujours conserver les dents saines. En aucun cas l'extraction n'en est permise, sauf lorsqu'elles apportent une gêne par trop considérable à l'articulation. Les dents cariées seront examinées avec soin. On ne devra jamais manquer de les soigner lorsque le traitement peut en être entrepris avec chances de succès. *Une dent soignée et obturée vaut toujours mieux qu'une dent artificielle.*

c) Le sujet a des dents saines, des dents cariées et des racines de dents antérieures et de molaires. Doit-on laisser les racines, doit-on les enlever?

Ce point est très délicat et dépend d'une foule de considérations particulières. *S'agit-il d'un appareil à plaque?* En principe, toutes les racines qui peuvent être soignées et obturées doivent être conservées.

*Erratum : Au dernier alinéa, lire : S'agit-il d'un appareil **sans** plaque, au lieu de : S'agit-il d'un appareil à plaque.*

S'agit-il d'un appareil à plaques ? En principe, toutes les racines des dents antérieures doivent être conservées, mais à condition que l'on puisse les *soigner et les obturer* après les avoir coupées au ras de la gencive; toutes les racines des dents postérieures (molaires) doivent être extraites. En voici la raison : Si l'on enlève les racines des dents antérieures il s'ensuivra une rétraction de la partie gingivale correspondante et une résorption de l'os lui-même, il faudra donc mettre à cette place des dents artificielles d'une longueur démesurée ou des dents surmontées d'un peu de fausse gencive. Dans les deux cas, l'imitation de la nature est moins parfaite que lorsque les dents reposent sur des racines. Il faut donc laisser ces racines, mais pour qu'elles durent longtemps il faut les soigner et les obturer comme des dents pourvues de leur couronne, sinon elles s'infecteront dans un temps plus ou moins éloigné, elles seront une cause de douleur et l'on devra les extraire ; les gencives et l'os se rétractant, alors les dents perdront leur point d'appui et le dentier n'ira plus.

Il n'en n'est pas de même pour les racines postérieures, il est très difficile de les soigner et de les obturer en raison de leur nombre et de l'étroitesse de leurs canaux (trois racines pour chaque dent, en haut ; deux racines pour chaque dent, en bas). La résorption important peu, puisqu'il est impossible d'y voir la fausse gencive, il est préférable de les arracher avant la pose de l'appareil plutôt qu'après afin d'éviter l'inconvénient déjà cité pour les dents antérieures arrachées dans les mêmes conditions.

§ 2

Du temps nécessaire entre les extractions de dents ou racines et la pose d'un dentier.

Doit-on procéder immédiatement à la pose de l'appareil ou doit-on attendre la cicatrisation des gencives et la résorption de l'os ?

La question est très controversée. *Théoriquement,* on ne devrait jamais poser un dentier avant six ou huit mois après la dernière extraction; *pratiquement* on peut le placer dès que l'état des gencives le permet, c'est-à-dire lorsqu'il peut porter sur elles sans occasionner de douleurs. Il faut pourtant faire exception pour les cas où l'on peut s'attendre à un affaissement du bord antérieur du maxillaire, il est alors utile d'attendre quelquefois plusieurs mois.

CHAPITRE III

De quoi se compose un Dentier

De tout temps on a cherché à remplacer les dents absentes par des dents posées artificiellement et la composition des dentiers a varié à l'infini. Il est difficile de préciser la date à laquelle les dentiers furent inventés. On peut dire toutefois qu'ils étaient déjà connus et employés au premier siècle de notre ère, témoin cette citation de Martial (43 104) :

Thaïs habet nigros, niveos Lecania dentes
Quæ est ratio ? Emptos hæc habet, illa suos ? (1)

____

(1) Pourquoi les dents de Thaïs sont-elles noires et celles d'Eglée blanches comme neige ? — Celles de Thaïs sont naturelles, celles d'Eglée viennent de chez le dentiste.

Il faudrait un volume pour passer en revue les divers moyens employés jusqu'à nos jours pour la confection des appareils prothétiques ; cette étude, quoique très intéressante, nous prendrait trop de place dans cet opuscule ; examinons donc, sans tarder, les ressources actuelles de l'art dentaire pour la pose des dents artificielles.

Les dentiers se composent de deux parties : les dents artificielles, la base ou monture.

§ 1er

Les Dents artificielles

Beaucoup de personnes croient encore que les dents destinées à la confection des dentiers sont prises sur des mâchoires de morts. Ce procédé est tombé depuis longtemps en désuétude, car les dents naturelles employées ainsi sont très peu durables, difficiles à travailler et d'un prix de revient excessif. Il en est de même des dentiers sculptés dans l'ivoire d'hippopotame. Actuellement, *toutes les dents artificielles, sans exception*, sont faites avec un mélange de silice, de feldspath et de kaolin. Leur composition est donc semblable à celle de la porcelaine. Pour leur donner l'aspect des dents naturelles, on les teinte avec des oxydes métalliques. On obtient ainsi toutes les variétés de teintes des dents humaines, depuis le blanc laiteux jusqu'au gris bleuâtre et au jaune foncé.

Sur la face postérieure de la dent, faisant corps avec sa masse, sont placés deux petits crampons qui servent à fixer la dent sur la plaque base. De leur solidité dépend la solidité de la dent elle-même, aussi doivent-ils toujours être en platine (métal inaltérable).

Les dents artificielles ne sont pas faites par le dentiste, mais dans des manufactures spéciales qui les lui fournissent. Leur prix de revient varie très peu (quelques centimes à peine), il en est de même de la qualité. Tous les dentistes emploient donc des dents provenant des mêmes fabriques et, par conséquent, de qualité égale.

§ 2

Monture

Les dents artificielles sont soudées sur une barre de métal prenant son point d'appui sur des pivots ou des couronnes, ou fixées sur une plaque d'or ou de caoutchouc s'adaptant intimement à la muqueuse buccale.

CHAPITRE IV

Diverses sortes de Dentiers

On les divise, d'après leur genre de monture, en deux catégories : les dentiers sans plaques (inamovibles ou amovibles) et les dentiers à plaques (or ou caoutchouc).

§ 1er

Dentiers sans plaques

Ce genre d'appareil a été le premier employé, il remonte à la plus haute antiquité, étant déjà connu par les Phéniciens et les Etrusques. A une époque beaucoup plus récente, Ambroise Paré nous parle de ce travail (1610 et 1652, édition Malgaigne). Néanmoins les résultats étaient médiocres, comparés à ceux d'aujourd'hui.

Il existe actuellement deux sortes de dentiers sans plaques, les uns simples, les autres composés.

Dentiers sans plaques simples

Supposons une bouche où la couronne d'une incisive centrale manque, mais où la racine de cette incisive reste en bon état. Il suffit de soigner le canal de cette racine et d'y sceller un pivot d'or ou de platine sur lequel est ajustée une dent artificielle. C'est la *dent à pivot*.

S'il s'agit d'une molaire on procédera de la même façon, mais au lieu d'ajuster une dent artificielle sur le pivot, on le recouvrira d'une couronne métallique ayant la forme de la dent manquante. C'est la *couronne*.

Dentiers sans plaques composés

Ils sont également de deux sortes : les uns scellés dans les racines sont dits *inamovibles*, les autres, que l'on peut enlever et remettre à volonté, sont dits *amovibles*. Voici le principe d'un dentier sans plaque composé :

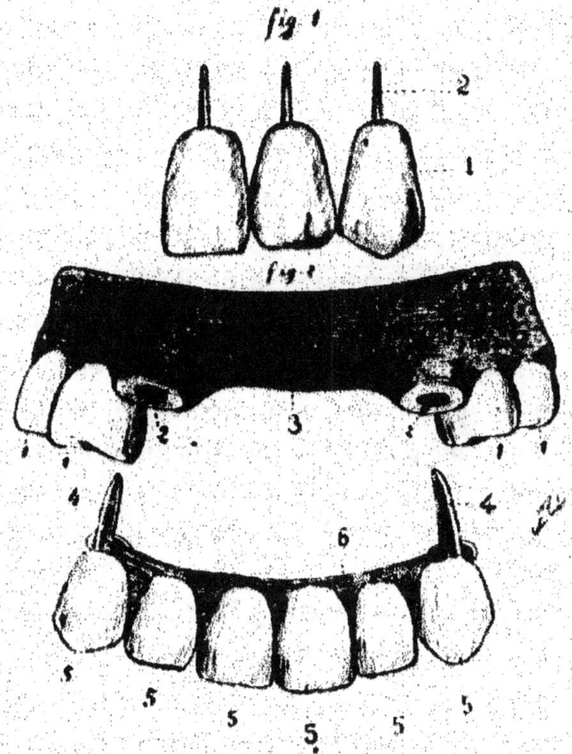

Figure 1.

Incisive centrale, incisive latérale et canine à pivot.

1. Couronne en porcelaine.
2. Pivot métallique.

Figure 2.

Mâchoire supérieure à laquelle il manque les 6 dents antérieures et dentier amovible composé sans plaque.

1. Dent naturelle.
2. Ouverture du canal radiculaire destiné à loger le pivot.
3. Gencive.
4. Pivot.
5. Dent artificielle soudée sur la barre métallique reliant les 2 pivots.
6. Barre métallique reliant les deux pivots.

Supposons une bouche où manquent les quatre dents antérieures et les couronnes des deux canines supérieures (les racines de ces dernières sont en bon état). Pour placer un dentier sans plaque dans cette bouche, on ajuste un pivot d'or ou de platine dans le canal de chaque canine, on relie ces pivots en y soudant une tige d'or et sur cette tige on soude les dents artificielles. L'appareil, ainsi fait, est essayé dans la bouche. On scelle les pivots (ce sera un dentier sans plaque inamovible) ou bien on laisse le dentier sans autres modifications et son possesseur pourra l'enlever et le remettre à volonté (ce sera un dentier sans plaque amovible). (Voir p. 101). On peut modifier ce travail à l'infini.

Les dentiers sans plaques sont-ils avantageux

Les *dents à pivots* et les *couronnes artificielles* n'ont que des avantages et cela se comprend facilement, mais il n'en est pas de même pour les *dentiers sans plaques composés*. On peut considérer comme mauvais l'*appareil sans plaque inamovible*. En effet, il est très difficile de le tenir propre et les aliments retenus longtemps sous lui pourront déterminer des inflammations de la muqueuse buccale. S'il lui arrive un accident (dent brisée ou déssoudée) on ne pourra le réparer sans le sortir de la bouche, mais pour cela il faudra arracher en même temps les racines dans lesquelles il est fixé, il sera impossible de le replacer ensuite.

L'appareil sans plaque amovible n'a pas ces inconvénients, mais il en a d'autres dont ne sont pas exempts les précédents non plus. Sa durée est subordonnée à celle des racines et des dents qui le soutiennent ; or, il est facile de comprendre qu'une racine, usée par le frottement continu du pivot, travaillant trois ou quatre fois plus qu'une dent saine, puisque plusieurs dents s'appuient sur elle, ne pourra durer bien longtemps dans ces conditions. Et comme la perte du dentier dépend de celle des racines, l'appareil ne pourra plus servir à partir de leur chute. Si l'on songe que ce genre de travail est fort coûteux on pourra conclure en ce sens : Les dentiers sans plaques sont *légers, stables, imitent parfaitement la nature et n'occasionnent aucune gêne,* mais on doit considérer leur durée comme très limitée. En raison de leur prix de revient, il conviendra de ne les conseiller qu'à des personnes riches, ou ne craignant pas de renouveler, pour le même motif, la dépense qu'elles ont déjà faite, et ceci à une époque indéterminée, *mais qu'il est prudent de considérer comme prochaine* (1 an à 10 ans, quelquefois moins, quelquefois plus, selon les cas).

§ II

Dentiers à plaques

Ce sont des appareils mobiles composés d'une plaque se moulant à la muqueuse et sur laquelle sont fixées les dents artificielles. Cette plaque peut être en métal, en caoutchouc durci ou en celluloïd. Pour lui donner de la stabilité on a recours à plusieurs procédés de rétention variant suivant l'état de la bouche.

Procédés de rétention des Appareils à plaques

Ce sont : les crochets, les pivots, les succions et les ressorts.

S'il reste des dents naturelles dans la bouche, il est bon de s'en servir comme point d'appui. Pour cela, on fixe sur la plaque des *crochets* ou anneaux qui les emboîtent exactement.

S'il reste des racines en bon état, on peut leur faire

jouer le même rôle. Dans ce but, on les désinfecte soigneusement, on obture l'extrémité radiculaire, et l'on fixe sur la plaque un *pivot* destiné à être logé dans le canal.

S'il n'y a plus de dents, on découpe, dans la plaque, une petite cavité ou *succion* ; la plaque étant adaptée à la muqueuse l'air est chassé entre les deux surfaces, le vide se fait dans la cavité qui forme ventouse et la plaque se colle à la muqueuse.

Enfin pour les dentiers complets on peut avoir recours aux ressorts (fils métalliques roulés en spirales). Chaque extrémité du ressort est fixée au niveau des deux petites molaires (haut et bas), il y a un ressort de chaque côté (droit et gauche) formant un demi-cercle dont la convexité regarde la partie la plus reculée des maxillaires.

Quel est le meilleur moyen de rétention ?

En principe, on pourrait les condamner tous. En effet, les crochets peuvent user les dents sur lesquelles ils portent, les succions peuvent blesser la muqueuse, la durée de la racine portant le pivot est limitée, les ressorts peuvent blesser les joues. On admettrait alors que la stabilité d'une plaque est assez grande quand elle adhère bien à la muqueuse. Malheureusement, ce qui est vrai en théorie ne l'est pas toujours en pratique et l'on doit reconnaître que ce moyen est insuffisant. On est donc obligé de recourir aux moyens de rétention que nous avons énoncés, mais si l'on s'en sert d'une façon intelligente, on en retirera tous les avantages, sans en avoir les inconvénients. Il conviendra d'employer des crochets très hauts, formant bague autour de la dent pour qu'ils ne puissent la couper à la longue. Les bords de la succion seront garnis de caoutchouc mou pour ne pas blesser la muqueuse, on proscrira *impitoyablement* les succions à ventouse de caoutchouc mobile qui sont malpropres et *très nuisibles* à la muqueuse. On fera passer les ressorts dans des gouttières creusées dans l'appareil, pour ne pas blesser les joues. On n'emploiera les pivots que pour des racines très solides et lorsqu'on est sûr de les avoir soignées de façon à éviter toute altération pour plus tard.

Une grande plaque recouvrant une partie très étendue de la muqueuse est-elle ou non préférable à une petite plaque la recouvrant très peu ?

Il faut chercher à assurer la rétention de l'appareil au moyen de la plaque elle-même et n'employer les autres procédés qu'à la dernière extrémité. Une plaque profonde, pourvue d'un seul crochet à bague, tiendra toujours mieux qu'une petite plaque pourvue de trois ou quatre crochets et ne sera pas nuisible comme elle aux dents saines.

Mais, direz-vous, je ne pourrai jamais m'habituer à cette plaque, cela va trop me gêner et, de plus, je ne pourrai pas apprécier le goût des aliments.

Erreur profonde ! La plaque, qu'elle soit petite ou grande, gêne tout autant dans les premiers jours et il n'est pas plus difficile de s'habituer à l'une qu'à l'autre. La partie du palais recouverte par la plaque ne joue aucun rôle dans la gustation. La langue *seule* est l'organe de ce sens. « Les parties de la muqueuse buccale qui présentent la sensibilité gustative sont surtout les bords et la pointe de la langue. Les saveurs amères sont mieux appréciées par la base de la langue, les acides par la pointe et les bords. (Hédon) »

Choix de la plaque

La plaque base d'un appareil peut être en platine, en or, en aluminium, en vulcanite ou en celluloïd. Les deux seules substances, généralement adoptées, sont l'or et le caoutchouc. Nous allons examiner les avantages et les inconvénients de chacune d'elles.

Or

Avantages. — Solidité, facilité d'entretien.

Inconvénients. — La plaque est lourde, elle n'a pas beaucoup d'adhérence au palais, ce qui oblige à augmenter le nombre des crochets (danger d'usure des dents saines). Il est très difficile de la réparer ou de la modifier d'une façon quelconque. Si, postérieurement à la pose de l'appareil, on est obligé d'arracher une ou plusieurs dents cariées, la bouche, se modifiant invariablement, l'appareil n'ira plus et il sera impossible de le rajuster d'une façon exacte.

On peut donc dire que les inconvénients d'un appareil en or ne viennent pas tant de l'appareil lui-même qui est très solide, mais des modifications buccales, toujours possibles. Il ne doit pas être conseillé lorsqu'on prévoit ces modifications (appareils portant sur des racines mal obturées, dents cariées, obligation de mettre de nombreux crochets), mais il convient parfaitement dans les cas où l'on peut ajuster, avec un ou deux crochets en forme de *bague* une plaque *d'un faible poids*.

Caoutchouc vulcanisé

Inconvénients. — Le caoutchouc vulcanisé ou vulcanite, est moins solide que l'or. L'appareil peut se briser si on le laisse tomber d'une certaine hauteur, ou sous l'influence d'un choc quelconque. Sa fragilité est d'autant plus grande qu'il est plus ancien. Son entretien exige des soins minutieux.

Avantages. — Les plaques en vulcanite sont très légères, on peut obtenir leur adaptation presque parfaite à la muqueuse ce qui évite l'emploi des crochets, il est très facile de les réparer lorsqu'elles viennent à se briser (la réparation peut se faire en 3 ou 4 heures) et même en cas de modifications buccales. Leur prix, relativement faible, les met à la portée de toutes les bourses.

A notre humble avis, les plaques de caoutchouc sont presque toujours préférables aux plaques d'or. Leurs inconvénients sont très minimes, comparés à leurs avantages, encore ces inconvénients sont plus apparents que réels. Sans doute une plaque de caoutchouc peut se briser plus facilement qu'une plaque d'or sous l'influence d'un violent choc, sans doute certains appareils en caoutchouc peuvent se briser en tombant d'une faible hauteur et même sans cause apparente, mais en ce dernier cas ce sont des appareils mal faits. La confection des appareils en caoutchouc exige des soins tout particuliers, notamment pour leur cuisson qui doit être très lente. *Un appareil mal cuit dure dix fois moins qu'un appareil bien cuit.*

La qualité et le genre de caoutchouc ont aussi une grande importance. Les caoutchoucs les plus fragiles sont les caoutchoucs de nuance claire. (rose, blanc), tandis que les *plus solides, les plus élastiques et les plus légers* sont ceux qui se rapprochent de sa teinte naturelle, c'est-à-dire le brun foncé et le noir. On devra toujours leur donner la préférence et les employer presque exclusivement, sauf pour la gencive artificielle que l'on ne peut guère faire autrement qu'en rose.

Le reproche fait au caoutchouc, d'avoir une fragilité d'autant plus grande qu'il est plus ancien, n'est juste qu'à moitié. Les plaques de caoutchouc qui deviennent cassantes à la longue, sont surtout les plaques mal entretenues. Un dentier de vulcanite doit être tenu dans un état de propreté parfaite (voir 5e partie, § I). En prenant toutes les précautions nécessaires, on pourra conserver ces appareils pendant de longues années (10, 20 et même 30) sans avoir à les faire réparer.

Enfin on a dit que les plaques de caoutchouc provoquaient des inflammations de la muqueuse buccale. Cet inconvénient ne provient pas du caoutchouc lui-même, sa cause réelle est l'état de malpropreté dans lequel les plaques sont laissées par ceux qui s'en servent. Il provient surtout de l'insouciance de certains dentistes qui négligent de polir leurs dentiers avec tous les soins nécessaires et y laissent des ruguosités qui provoquent fatalement des irritations de la muqueuse. Le docteur John Attfield, professeur de chimie en Angleterre, affirme de la façon la plus formelle, l'innocuité du caoutchouc : « Je suis d'avis, dit-il, que le cinabre contenu dans les pièces en caoutchouc ne peut former de réactions avec les liquides buccaux et les autres substances contenues dans la bouche. »

Aussi estimons-nous que les appareils en vulcanite sont *presque toujours plus avantageux* que les appareils en or. Il y a un excellent procédé qui permet de profiter des avantages du caoutchouc et de ceux de l'or. Il consiste à faire un appareil de caoutchouc très mince sur lequel sont ajustées les dents et dont on recouvre toute la surface linguale d'une feuille d'or. On obtient ainsi un dentier *léger, d'un entretien facile, susceptible d'être réparé au besoin et d'une très grande solidité.*

CHAPITRE V

Comment fait-on un Dentier ?

Je ne puis entrer dans des détails techniques très longs, très compliqués et qui ne seraient pas compris. Je citerai seulement les rapports du dentiste avec son client. Dans une première séance, le praticien prend l'*empreinte* de la bouche avec du plâtre ou une espèce de cire ramollie à la chaleur, spéciale à cet usage. Avec cette empreinte, il confectionne son *modèle*. Dans une seconde séance, il prend l'*articulation*, c'est-à-dire le rapport des dents du bas avec celles du haut. La fois suivante, il essaye, dans la bouche, les dents montées sur une plaque provisoire en cire. Enfin, dans une dernière séance, il place, dans la bouche, le dentier terminé.

Toutes ces opérations demandent du temps, toutefois, un opérateur habile peut facilement faire un dentier partiel (haut ou bas) dans une seule journée et un dentier complet (haut et bas) en deux ou trois jours. En général, il faut compter ce dernier laps de temps pour la confection de n'importe quel appareil.

Cinquième Partie

HYGIÈNE DENTAIRE

HYGIÈNE DENTAIRE

Nous avons suffisamment insisté sur les soins à donner aux dents cariées pour n'avoir plus à y revenir. Nous nous adressons maintenant aux personnes dont le système dentaire est, ou a été remis en bon état.

Ces personnes continueront à visiter le dentiste au moins une ou deux fois par an pour faire examiner leur bouche. En effet, du tartre a pu se reformer, de nouvelles caries ont pu faire leur apparition, des obturations ont pu se détacher sans qu'elles s'en aperçoivent. Le dentiste aura bien vite fait cet examen, surtout s'il note sur des fiches spéciales *l'état de la bouche* de ses clients (voir page suivante).

Mais les soins de la bouche ne regardent pas seulement le dentiste. C'est à lui qu'il appartient de *guérir* les altérations du système dentaire, mais c'est à vous qu'il appartient de les *prévenir*. Si vous y apportez toute l'attention nécessaire, vous n'aurez presque plus besoin du dentiste, car vous conserverez vos dents en bon état. Pour cela, il vous suffit d'observer les règles de *l'hygiène dentaire*.

L'hygiène dentaire consiste :

1° *A éviter toute cause pouvant détruire l'émail et, par conséquent, toute cause occasionnelle de la carie dentaire.*

2° *A entraver le développement des micro-organismes.*

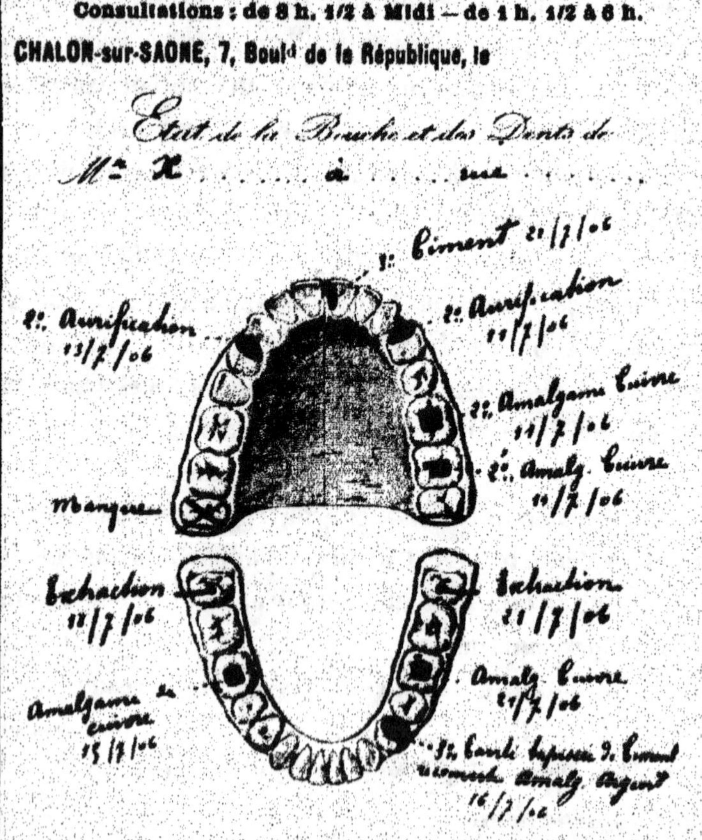

Richard POULET

Chirurgien-Dentiste

Diplômé de la Faculté de Médecine de Paris

Ex-Élève des Écoles Dentaires et des Facultés des Sciences de Paris et de Lyon

Dentiste du Collège

Ex-Préparateur libre aux Examens de la Faculté de Médecine

Consultations : de 8 h. 1/2 à Midi — de 1 h. 1/2 à 6 h.

CHALON-sur-SAONE, 7, Bould de la République, le

§ Ier

Il faut éviter les causes
pouvant détruire l'émail

Nous estimons que cette précaution est largement suffisante pour assurer la bonne conservation des dents d'un individu dans l'*état normal*, c'est-à-dire en bonne santé. Il lui suffira donc d'éviter les *corps étrangers* et les *médicaments* pouvant provoquer directement la destruction de l'émail ainsi que les *fermentations acides* formées au contact de certains aliments et des microbes de la bouche.

Corps étrangers

Les couturières éviteront de couper le fil avec leurs dents. Les tapissiers ne tiendront pas entre ces organes les petits clous dont ils font usage pour leur travail. Les chiqueurs se priveront dans la mesure du possible de leur passe-temps favori, *le tabac à chiquer* étant sucré et favorisant les fermentations buccales. Quant au *tabac à fumer*, il n'a pas d'autre inconvénient, à notre avis, que de provoquer la formation d'un dépôt noirâtre dit *tartre des fumeurs*.

Les *appareils prothétiques* devront être entretenus dans un rigoureux état de propreté. Il est bon de les brosser après chaque repas avec de l'eau tiède et du savon, en veillant particulièrement au nettoyage des crochets.

Médicaments

Il y a des médicaments nuisibles aux tissus dentaires. Il conviendra de les absorber en évitant leur contact (au moyen de cachets, pilules). Ce sont tous les acides en général (acide chlorydrique principalement), le mercure (calomel, sublimé), l'alun. Les préparations ferrugineuses noircissent les dents, mais nous ne croyons pas qu'elles leur soient nuisibles.

Certaines personnes sont exposées par leur profession à absorber des *poisons* (plomb, phosphore). Elles devront veiller plus particulièrement à l'état de leurs dents et les faire examiner souvent par le dentiste.

Aliments

Quelques aliments exposent particulièrement aux *fermentations buccales*. C'est ainsi que le *lait* en contact avec le *bacillus lacticus* forme de l'*acide lactique*. Les personnes soumises exclusivement à cet aliment feront bien de l'alcaniser avec de l'eau de Vichy ou du bicarbonate de soude. L'usage immodéré des aliments sucrés (*bonbons, confitures, miel*), provoque également des fermentations (*acide butyrique, acide lactique*), de même celui des fruits verts (*acide citrique*) et du cidre (*acide malique*).

Mais, ce qu'il faut éviter par dessus tout, c'est le séjour prolongé des débris alimentaires dans les interstices dentaires. Les neuf dixièmes des caries n'ont pas d'autre origine. On les évitera grâce au *cure-dents* passé dans les interstices après chaque repas en s'efforçant de ne pas se piquer les gencives avec cet instrument, naturellement infecté, ou mieux avec des *fils de soie* que l'on fait glisser entre les dents pour enlever les détritus. Ces soins seront suivis du *brossage des dents, au moyen d'une brosse et d'un dentifrice*. (Ne jamais se servir de linge, le linge refoulant les détritus sous la gencive au lieu de les enlever). Après quoi il est bon de se rincer la bouche avec un verre d'eau dans lequel on aura versé quelques gouttes d'un *élixir*.

Comment doit-on brosser ses dents ?

Le matin au réveil et le soir avant de se coucher, ou de préférence après les repas, si vous en avez le temps ; vous imprégnez d'un dentifrice les poils de votre brosse et vous vous frottez énergiquement les dents, *aussi bien les molaires que les incisives, sur la face interne et sur la face externe, dans le sens vertical et dans le sens horizontal*, en veillant à les débarrasser de tous les débris alimentaires qui s'y attachent (particulièrement au collet et dans les interstices).

§ II

Il faut entraver le développement des micro-organismes

S'il suffit à un individu en bonne santé d'éviter les causes occasionnelles de la carie pour être préservé de cette maladie, il n'en est pas de même pour un individu malade ou débilité pour un motif quelconque. En effet, chez le premier, la salive est abondante et *alcaline* ; chez le second elle est rare, presque nulle et *acide* ; les microbes, loin d'être paralysés par elle, semblent trouver une nouvelle vigueur à son contact. Il est donc nécessaire d'attaquer également ces microbes.

On cherchera à les détruire au moyen des *antiseptiques* ou à les paralyser au moyen des *alcalins*. Pour cela, les gargarismes antiseptiques (eau oxygénée, chloral, phénol, etc.) et alcalins (eau de Vichy, eau bicarbonatée) semblent tout indiqués.

Il sera bon d'en user fréquemment. Nous estimons pourtant leur action insuffisante. En effet, les microbes se reproduisent avec une rapidité inouïe, et, dès que le contact de l'antiseptique a cessé, il en survient d'autres pour remplacer les morts. Comme il est impossible de conserver longtemps une gorgée de liquide dans sa bouche et que l'on ne peut astreindre un malade à se gargariser dix ou quinze fois par heure, il est utile de s'adresser, en même temps, à des agents médicamenteux d'u · usage plus facile. Les *comprimés* (1) rendront, en ce cas, de signalés services. Il n'est pas désagréable d'en avoir toujours un dans la bouche. On pourra employer, alternativement, les *comprimés alcalins* et les *comprimés antiseptiques*.

§ III

Brosses à dents

Quelle est la meilleure Brosse à dents, la brosse dure ou la brosse molle ?

On ne doit conseiller exclusivement ni les brosses dures, ni les brosses molles, mais les unes ou les autres selon les cas.

Une personne qui a des dents courtes et solides doit employer une *brosse dure*, sans craindre de faire saigner ses gencives, ni de rayer l'émail des dents. Si les gencives saignent, c'est que vous avez du tartre qui a provoqué leur inflammation, enlevez le tartre et elles ne saigneront plus. Quant à l'émail des dents saines, il est essentiellement solide, et vous ne risquez pas plus de l'enlever en vous brossant les dents que vous ne risquez de vous enlever la peau en vous lavant le corps.

---

(1) Tablettes ayant la forme de pastilles

Une personne qui a des dents d'une texture friable ou des dents déchaussées doit, au contraire, employer une *brosse un peu molle* pour ne pas ébranler ses dents déjà chancelantes, ni provoquer la sensibilité très vive du cément.

Choix d'une brosse

Les brosses vendues à bas prix dans le commerce sont généralement de mauvaise qualité. Il est difficile

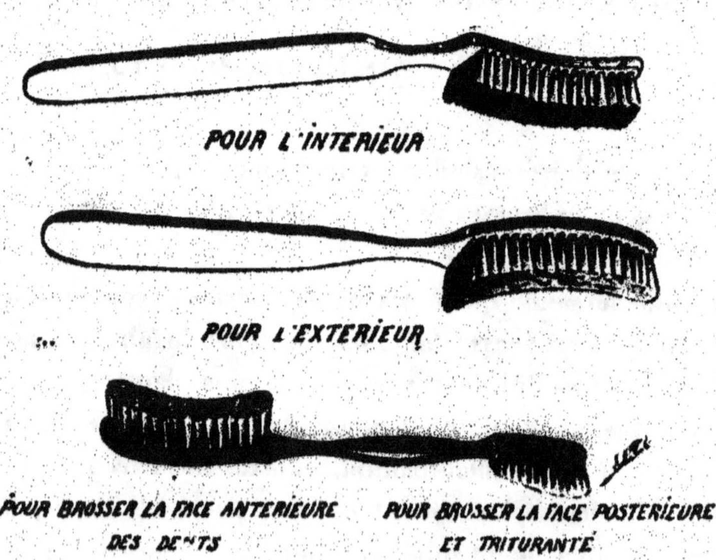

de les stériliser car elles perdent leurs poils lorsqu'on les soumet à l'ébullition. Elles ont également des dimensions exagérées, ne permettant pas de brosser les dents en tous sens. Il faut ne se servir que d'une excellente brosse, lors même qu'elle coûterait un peu cher. Un simple poil de brosse qui se détache peut provoquer des maladies buccales. Nous donnons le choix aux brosses illustrées ci-contre.

§ IV

Dentifrices

Ils peuvent être solides (poudre), pâteux (opiats, savons, pâtes), ou liquides (élixirs).

Opiats. — On doit rejeter les opiats dont la base (miel) est nuisible aux tissus dentaires.

Poudres. — Elles nettoient bien les dents mais, pour être bonnes, elles doivent être très fines et solubles. Une poudre à grains épais et durs pourrait, à la longue, nuire à l'émail. Une poudre non soluble glisse sur la gencive et y provoque la formation de lisérés, toujours disgracieux, et même des périodontites. Nous reconnaissons qu'elles remplissent difficilement ces deux conditions, aussi, sans les déconseiller d'une façon absolue, nous n'en sommes pas partisans.

Savons et Pâtes. — Ils sont préférables, à notre avis. Leur action mécanique est inférieure à celle des poudres, mais elle est suffisante pour entretenir les dents dans un état de propreté parfaite.

Elixirs. — Ils ne sont pas destinés à nettoyer les

dents, mais à purifier l'haleine et à aseptiser la bouche. On en verse quelques gouttes dans un verre d'eau pour se rincer après le brossage des dents.

Que doit contenir un bon Dentifrice ?

Un bon dentifrice doit *nettoyer les dents, en détacher le tartre et tous les débris alimentaires capables de provoquer des fermentations acides*. Accessoirement il doit, dans la mesure du possible, neutraliser les acides et détruire les microbes de la bouche.

La première de ces conditions est la plus utile. Pour la réaliser il suffira que le dentifrice, poudre, pâte ou savon, soit *très fin* pour ne pas rayer l'émail, qu'il *ne contienne aucun acide* pour ne pas le détruire, qu'il soit *soluble*, pour ne pas rester à l'état de corps étranger dans la bouche. Pour ces raisons on proscrira (sauf indication spéciale) les dentifrices à base de *corail pulvérisé*, de *pierre ponce*, de *corne de cerf calcinée* (rayant l'émail), les dentifrices à base de *charbon* (restant à l'état de corps étrangers dans la bouche et provoquant des liserés sous la gencive), les dentifrices à base de *sucre*, de *bitartrate de potasse*, de *chlorure de chaux* (détruisant l'émail).

La seconde condition est plus difficile à réaliser. On peut et l'on doit faire entrer les antiseptiques et les alcalins dans la composition d'un dentifrice. Ceux-ci auront une action bactéricide *suffisante* chez les individus en bonne santé, mais on est en droit de douter de leur efficacité dans les cas pathologiques.

Nous mettons le public en garde contre les formules publiées dans les livres scientifiques. Ces livres sont destinés à des praticiens capables de juger en quels cas elles sont applicables, et non au public. C'est ainsi que la poudre de charbon (inscrite au Codex), que nous citons comme nuisible, donne d'excellents résultats dans les états pathologiques en raison de son action absorbante et désinfectante. Nous ne pouvons entrer dans des considérations médicales qui seraient incomprises du lecteur, nous lui conseillerons seulement de ne jamais employer un dentifrice contenant les substances dont nous avons parlé sans avoir préalablement consulté son dentiste.

Quant aux formules de bons dentifrices, elles varient à l'infini. Nous nous contenterons d'en citer quelques unes à base de carbonate de chaux. Selon le médicament ajouté, on aura un dentifrice neutre, antiseptique ou alcalin. On pourra faire faire les poudres par un pharmacien, mais les pâtes et les élixirs, nécessitant une longue préparation, il est plus avantageux de se les procurer tout préparés.

Poudre antiseptique et alcaline	Carbonate de chaux précipité	30 gr.
	Salol....................	5 »
	Bicarbonate de soude......	5 »
	Essence de menthe..	*ā ā* X gouttes
	Essence d'oranges...	

Poudre alcaline	Carbonate de chaux précipité	30 gr.
	Bicarbonate de soude......	10 »
	Essence d'oranges...	*ā ā* X gouttes
	Essence de menthe...	

Poudre	Carbonate de chaux précipité	30 g.
antiseptique	*Salol*....................	5 »
	Essence d'oranges...	
	Essence de menthe...	} *āā* X gouttes

Poudre	Carbonate de chaux précipité	40 gr.
neutre	Essence de menthe...	
	Essence d'oranges...	} *āā* X gouttes

Pâte

Ajouter de la glycérine en quantité suffisante à l'une des poudres ci-dessus et broyer jusqu'à consistance pâteuse. Selon la poudre employée, on aura une pâte neutre, antiseptique ou alcaline.

Savon	Carbonate de chaux précipité	50 gr.
neutre	Poudre de savon..........	50 »
	Glycérine...............	50 »
	Essence de menthe........	X gouttes

Elixir	Essence de girofle	1 gr.
	Essence de cannelle de Ceylan	2 »
	Essence de Badiane........	5 »
	Essence d'anis vert........	5 »
	Essence de menthe Mitcham.	10 »
	Teinture de vanille	10 »
	Teinture de cochenille	25 »
	Teinture d'ambre gris......	2 »
	Teinture de bois de campêche	2 »
	Teinture d'Iris	6 »
	Alcool à 90°..............	1 litre

TABLE DES MATIÈRES

C

D

TABLE DES FIGURES

ERRATA

Page VI, ligne 13 : *lire* le lecteur le comprendra *au lieu de* le le lecteur comprendra.

Page 49, ligne 1 : *lire* Produits pharmaceutiques *au lieu de* Les produits pharmaceutiques.

Page 56, ligne 25 : *lire* enfermés *au lieu de* enfermé.

Page 62, ligne 2 : *lire* ces parois, livrant passage *au lieu de* ces parois livrent passage.

Page 68, ligne 11 : *lire* Eratostrate *au lieu de* Erastostrate.

Page 91, ligne 1 : *lire* à plaque *au lieu de* à plaques.

Page 110, ligne 11 : *lire* rugosités *au lieu de* ruguosités.

TARIF DES TRAVAUX

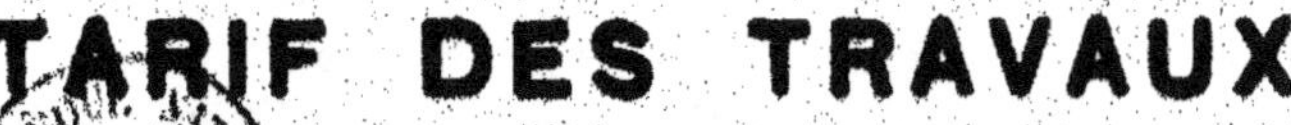

exécutés dans le Cabinet du Chirurgien-Dentiste

Richard POULET

7, Boulevard de la République, CHALON-s-SAONE

Consultations : 8 h. 1/2 à midi — 1 h. 1/2 à 6 h. — Renseignements gratuits

OBTURATIONS

1° Carie non pénétrante *(une seule séance)*		2° Carie pénétrante *(plusieurs séances)*	
Ciment	3 fr.	Ciment	5 fr.
Amalgame	3 fr.	Amalgame	5 fr.
Or	15 fr.	Or	20 à 30 fr.
Porcelaine	20 fr.	Porcelaine	20 à 30 fr.

EXTRACTIONS — ANESTHÉSIES — NETTOYAGES

Extraction simple	2 fr.
Extraction avec anesthésie locale (Stovaïne)	3 fr.
Extraction avec anesthésie locale (Cocaïne)	5 fr.
Anesthésie générale (toutes les extractions comprises)	40 fr.
Nettoyage. Selon le temps passé	3 ou 5 fr.

DENTIERS

1° Vulcanite		2° Or	
Une seule Dent	10 fr.	Une seule Dent	40 fr.
Deux Dents	18 fr.	De 2 à 6 Dents : la Dent	30 fr.
A partir de 3 Dents : la Dent	8 fr.	A partir de 6 Dents : la Dent	25 fr.
Dentier complet (haut ou bas, 14 Dents)	90 fr.	Dent à pivot	20 fr.
Dentier complet (haut et bas, 28 Dents)	170 fr.	Couronne	40 fr.

Les Extractions faites en vue de la pose d'un Dentier sont gratuites, sauf les anesthésies

Cabinet pourvu des instruments les plus perfectionnés et spécialement aménagé pour suivre les lois de l'asepsie la plus rigoureuse.

Des rendez-vous sont pris avec les personnes éloignées pour leur éviter de nombreux déplacements et exécuter leurs travaux le plus rapidement possible.

Tout travail, dentier ou plombage, est garanti et serait refait gratuitement s'il était défectueux.